DIABETES GESUNDES KOCHBUCH FÜR SENIOREN:

56 komplette köstliche Rezepte für ein ausgeglichenes Leben älterer Erwachsener

VON

RITA J ADAM

(ADAM HEALTH SCIENCE)

NACH VORNE

Willkommen auf einer kulinarischen Reise, die Gesundheit, Geschmack und Vitalität zelebriert. Dieses Kochbuch ist ein Beweis für die Überzeugung, dass es bei guter Ernährung nicht nur um die Ernährung geht, sondern auch darum, jede Mahlzeit zu genießen. Mit zunehmendem Alter wird die Bedeutung der Ernährung noch wichtiger, insbesondere für Menschen mit Diabetes. Diese Rezeptsammlung wurde mit Sorgfalt zusammengestellt, um sicherzustellen, dass jedes Gericht nicht nur köstlich ist, sondern auch Ihren Weg zu einer besseren Gesundheit unterstützt.

Auf diesen Seiten finden Sie eine vielfältige Auswahl von 56 Rezepten, die speziell auf die besonderen Bedürfnisse von Senioren mit Diabetes zugeschnitten sind. Von nährstoffreichen Frühstücksschüsseln und herzhaften Suppen bis hin zu sättigenden Hauptgerichten und köstlichen Desserts ist jedes Rezept ein Beweis für die Freude am Kochen mit gesunden Zutaten. Egal, ob Sie einen schnellen Snack suchen oder ein festliches Festmahl planen, diese Rezepte bieten kreative Lösungen, die den Geschmack in den Vordergrund stellen, ohne Kompromisse bei der Gesundheit einzugehen.

Über die Rezepte hinaus ist dieses Kochbuch ein Begleiter auf Ihrem Weg zum Wohlbefinden. Sie erhalten praktische Tipps zur Kontrolle des Blutzuckerspiegels, Einblicke in diabetesfreundliche Inhaltsstoffe und Anleitungen für fundierte Ernährungsentscheidungen. Nutzen Sie diese Seiten als Inspirationsquelle, denn jedes Gericht ist eine Einladung, die Freuden einer ausgewogenen Ernährung zu genießen.

Ich lade Sie ein, sich auf dieses kulinarische Abenteuer einzulassen, bei dem jedes Rezept ein Schritt in Richtung eines gesünderen, lebendigeren Lebens ist. Möge dieses Kochbuch Sie dazu befähigen, die Freude am Kochen zu genießen und Ihren Körper und Geist bei jeder Mahlzeit zu nähren.

Herzliche Grüße,

RITA J ADAM

INHALTSVERZEICHNIS

- Ausgewogene Schalen
- Schüssel mit Quinoa und schwarzen Bohnen
- Lachs- und Gemüseschüssel

KAPITEL VIER: ABENDESSEN
- Proteinreiche Hauptgerichte
- Gegrilltes Hähnchen mit gedünstetem Gemüse
- Gebackener Lachs mit Spargel
- Geschmackvolle vegetarische Gerichte
- Gefüllte Portobello Pilze
- Linsen-Spinat-Curry
- LowCarb-Optionen
- Blumenkohlreis unter Rühren anbraten
- Zucchininudeln mit Pesto

KAPITEL FÜNF: DESSERTS
- Süße Leckereien mit niedrigem Zuckergehalt
- Bratäpfel mit Zimt
- Griechischer Joghurt perfekt
- Gesunde Backwaren
- Kekse aus Mandelmehl
- Blaubeer-Muffins
- Gefrorene Köstlichkeiten
- Beeren-Joghurt-Eis am Stiel
- Mango Sorbet

KAPITEL SECHS: GETRÄNKE
- Feuchtigkeitsspendende Getränke
- Mit Zitronenminze angereichertes Wasser
- Gurken-Limetten-Wunderkerze
- Diabetesfreundliche Smoothies
- Spinat-Ananas-Smoothie
- Mandelbutter-Bananen-Smoothie
- Warme Komfortgetränke
- Kurkuma-Latte
- Kräutertees

KAPITEL SIEBEN: BESONDERE ANLÄSSE
- Feiertagsfeste
- Mit Kräutern gerösteter Truthahn

EINFÜHRUNG

DIABETES BEI SENIOREN VERSTEHEN

Diabetes ist eine chronische Erkrankung, von der weltweit Millionen Menschen betroffen sind. Ältere Menschen sind besonders gefährdet. Mit zunehmendem Alter unterliegt unser Körper Veränderungen, die sich auf die Steuerung des Blutzuckerspiegels auswirken können. Das Verständnis der Grundlagen von Diabetes ist entscheidend, um fundierte Entscheidungen über Ernährung und Lebensstil treffen zu können.

Diabetes entsteht, wenn der Körper entweder nicht genügend Insulin produziert oder Insulin nicht effektiv nutzen kann. Insulin ist ein Hormon, das dafür sorgt, dass Glukose aus der Nahrung in die Zellen gelangt, wo sie zur Energiegewinnung genutzt wird. Wenn dieser Prozess nicht richtig funktioniert, reichert sich Glukose im Blut an, was zu einem hohen Blutzuckerspiegel führt. Im Laufe der Zeit kann dies zu schwerwiegenden gesundheitlichen Komplikationen wie Herzerkrankungen, Nierenschäden und Nervenschäden führen.

BEDEUTUNG DER ERNÄHRUNG BEI DER BEHANDLUNG VON DIABETES

Die Ernährung spielt eine entscheidende Rolle bei der Behandlung von Diabetes, insbesondere bei älteren Menschen. Eine ausgewogene, nährstoffreiche Ernährung trägt zur Aufrechterhaltung eines stabilen Blutzuckerspiegels bei, liefert wichtige Nährstoffe für die allgemeine Gesundheit und kann mit Diabetes verbundene Komplikationen verhindern. Dieses Kochbuch bietet köstliche, diabetesfreundliche Rezepte, die einfach zuzubereiten und auf die Ernährungsbedürfnisse älterer Menschen zugeschnitten sind.

WIE MAN DIESES KOCHBUCH VERWENDET

Dieses Kochbuch ist in Kapitel unterteilt, die verschiedene Arten von Mahlzeiten und Anlässe abdecken, vom Frühstück bis zu besonderen Anlässen. Jedes Rezept ist sorgfältig zusammengestellt, um Kohlenhydrate, Proteine und Fette auszubalancieren und sicherzustellen, dass die Mahlzeiten sowohl nahrhaft als auch sättigend sind. Sie finden Tipps zum Austausch von Zutaten, zur Portionskontrolle und zu Zubereitungsmethoden, die das Kochen einfacher und angenehmer machen.

WESENTLICHE KÜCHENWERKZEUGE UND -GERÄTE

Um das Kochen so mühelos wie möglich zu gestalten, ist es wichtig, die richtigen Werkzeuge zur Hand zu haben. Hier sind einige Grundvoraussetzungen für eine diabetesfreundliche Küche:

- Messbecher und Löffel: Genaue Messungen sind der Schlüssel zur Verwaltung von Portionsgrößen.
- Lebensmittelwaage: Hilft beim Abwiegen von Zutaten, um die richtige Portionskontrolle zu gewährleisten.
- Mixer oder Küchenmaschine: Perfekt für die Zubereitung von Smoothies, Suppen und Saucen.
- Antihaftbeschichtetes Kochgeschirr: Reduziert den Bedarf an zusätzlichen Fetten und Ölen.
- Dampfkorb: Ideal zum Zubereiten von Gemüse ohne Verlust von Nährstoffen.
- Slow Cooker oder Instant Pot: Praktisch zum Kochen in großen Mengen und zum Zubereiten von Mahlzeiten im Voraus.

Lebensmitteleinkaufstipps für diabetikerfreundliche Zutaten

Das Navigieren im Supermarkt kann entmutigend sein, aber mit ein paar einfachen Tipps können Sie gesündere Entscheidungen treffen:
- Kaufen Sie im Umkreis ein: Konzentrieren Sie sich auf frische Produkte, mageres Eiweiß und Milchprodukte, die normalerweise an den äußeren Rändern des Ladens zu finden sind.
- Lesen Sie die Etiketten sorgfältig durch: Achten Sie auf Vollkornprodukte, Optionen mit wenig Zucker und wenig Natrium.
- Planen Sie im Voraus: Erstellen Sie eine Liste mit Mahlzeiten für die Woche und kaufen Sie nur das, was Sie brauchen, um Impulskäufe zu vermeiden.
- Wählen Sie saisonale Produkte: Saisonales Obst und Gemüse ist oft frischer, nahrhafter und erschwinglicher.

Dieses Kochbuch ist Ihr Leitfaden für die Zubereitung köstlicher, nahrhafter Mahlzeiten, die Ihre Gesundheit und Ihr Wohlbefinden unterstützen. Lassen Sie uns gemeinsam auf diese kulinarische Reise gehen und die Freude am Kochen und Essen entdecken!

Diabetes ist eine chronische Erkrankung, die sich darauf auswirkt, wie Ihr Körper Nahrung in Energie umwandelt. Wenn Sie essen, spaltet Ihr Körper den Großteil der Nahrung in Zucker (Glukose) auf und gibt ihn an Ihren Blutkreislauf ab. Wenn Ihr Blutzuckerspiegel ansteigt, signalisiert dies Ihrer Bauchspeicheldrüse, Insulin auszuschütten. Insulin fungiert als Schlüssel, um den Blutzucker zur Energiegewinnung in die Zellen Ihres Körpers zu transportieren. Wenn Sie an Diabetes leiden, produziert Ihr Körper entweder nicht genügend Insulin oder kann es nicht so gut verwerten, wie er sollte. Wenn nicht genügend Insulin vorhanden ist oder die Zellen nicht mehr auf Insulin reagieren, verbleibt zu viel Blutzucker in Ihrem Blutkreislauf. Im Laufe der Zeit kann dies zu ernsthaften Gesundheitsproblemen wie Herzerkrankungen, Sehverlust und Nierenerkrankungen führen.

ARTEN VON DIABETES

1. Typ-1-Diabetes: Typ-1-Diabetes wird häufig bei Kindern und jungen Erwachsenen diagnostiziert und ist eine Erkrankung, bei der der Körper kein Insulin produziert. Es handelt sich um eine Autoimmunerkrankung, bei der der Körper die insulinproduzierenden Zellen der Bauchspeicheldrüse angreift. Menschen mit Typ-1-Diabetes müssen täglich Insulin einnehmen, um am Leben zu bleiben.

2. Typ-2-Diabetes: Dies ist die häufigste Art von Diabetes, die häufig bei Erwachsenen über 45 Jahren auftritt. Bei Typ-2-Diabetes verwendet der Körper Insulin nicht richtig, ein Zustand, der als Insulinresistenz bezeichnet wird. Mit der Zeit kann die Bauchspeicheldrüse nicht mehr genug Insulin produzieren, um den Blutzuckerspiegel normal zu halten. Typ-2-Diabetes lässt sich oft durch eine Änderung des Lebensstils in den Griff bekommen, manche Menschen benötigen jedoch möglicherweise Medikamente oder Insulin, um die Behandlung in den Griff zu bekommen.

3. Schwangerschaftsdiabetes: Diese Art von Diabetes kann sich während der Schwangerschaft bei Frauen entwickeln, die noch nicht an Diabetes leiden. Gestationsdiabetes verschwindet in der Regel nach der Geburt des Babys, erhöht jedoch das Risiko, später im Leben an Typ-2-Diabetes zu erkranken.

WARUM SENIOREN ANFÄLLIGER SIND

Mit zunehmendem Alter steigt das Risiko, an Typ-2-Diabetes zu erkranken. Es gibt mehrere Gründe, warum ältere Menschen anfälliger für Diabetes sind:
- Insulinresistenz: Alterung geht mit einer Abnahme der Muskelmasse und einer Zunahme des Fettgewebes einher, die beide zur Insulinresistenz beitragen.

- Beeinträchtigte Pankreasfunktion: Die Bauchspeicheldrüse kann mit zunehmendem Alter weniger effizient Insulin produzieren.
- Lebensstilfaktoren: Ältere Erwachsene führen möglicherweise einen weniger aktiven Lebensstil und haben Ernährungsgewohnheiten, die zu Gewichtszunahme und Insulinresistenz beitragen.
- Medikamente: Einige Medikamente, die Senioren üblicherweise verschrieben werden, wie Steroide und bestimmte Blutdruckmedikamente, können den Blutzuckerspiegel beeinflussen.

SYMPTOME UND KOMPLIKATIONEN

Häufige Symptome von Diabetes sind häufiges Wasserlassen, übermäßiger Durst, extreme Müdigkeit, verschwommenes Sehen, langsam heilende Wunden und unerklärlicher Gewichtsverlust. Bei älteren Menschen können diese Symptome jedoch mit normalen Alterserscheinungen verwechselt werden, was die Erkennung von Diabetes erschwert.

Wenn Diabetes nicht behandelt wird, kann er zu schwerwiegenden gesundheitlichen Komplikationen führen, wie zum Beispiel:
- Herz-Kreislauf-Erkrankungen: Diabetes erhöht das Risiko für Herzerkrankungen und Schlaganfälle erheblich.
- Nervenschäden (Neuropathie): Hoher Blutzucker kann die Nerven im ganzen Körper schädigen und Schmerzen, Kribbeln oder Taubheitsgefühl verursachen, insbesondere in den Beinen und Füßen.
- Nierenschäden (Nephropathie): Diabetes kann das Filtersystem der Nieren schädigen und möglicherweise zu Nierenversagen führen.
- Augenschäden (Retinopathie): Diabetes kann die Blutgefäße in der Netzhaut schädigen und zur Erblindung führen.
- Fußschäden: Nervenschäden an den Füßen oder eine schlechte Durchblutung der Füße erhöhen das Risiko verschiedener Fußkomplikationen.

DIABETES DURCH ERNÄHRUNG BEHANDELN

Eine der wirksamsten Möglichkeiten zur Behandlung von Diabetes, insbesondere bei älteren Menschen, ist eine ausgewogene Ernährung. Der Verzehr verschiedener gesunder Lebensmittel in den richtigen Mengen kann dabei helfen, den Blutzuckerspiegel zu kontrollieren und Komplikationen vorzubeugen. Zu den wichtigsten Ernährungsprinzipien zur Behandlung von Diabetes gehören:
- Kohlenhydratzählung: Überwachung der Kohlenhydrataufnahme zur Aufrechterhaltung des Blutzuckerspiegels.

- Wählen Sie Vollkorn: Entscheiden Sie sich für Vollkorn gegenüber raffiniertem Getreide, um eine langsamere Freisetzung von Glukose in den Blutkreislauf zu gewährleisten.
- Gesunde Fette: Einbeziehung gesunder Fette, wie sie in Avocados, Nüssen und Olivenöl vorkommen, bei gleichzeitiger Vermeidung von Transfetten und gesättigten Fetten.
- Magere Proteine: Einschließlich magerer Proteine wie Geflügel, Fisch, Bohnen und Hülsenfrüchte zur Unterstützung der allgemeinen Gesundheit.
- Obst und Gemüse: Essen Sie eine Vielzahl bunter Obst- und Gemüsesorten, um eine ausreichende Zufuhr von Vitaminen, Mineralien und Ballaststoffen sicherzustellen.

Das Verständnis von Diabetes und seinen Auswirkungen auf Senioren ist der erste Schritt zu einer wirksamen Behandlung. Mit dem richtigen Wissen und den richtigen Werkzeugen können Sie Ernährungsentscheidungen treffen, die Ihre Gesundheit und Ihr Wohlbefinden unterstützen. Dieses Kochbuch führt Sie durch köstliche, nahrhafte Rezepte, die Ihnen helfen sollen, mit Diabetes umzugehen und ein erfülltes, gesundes Leben zu führen.

BEDEUTUNG DER ERNÄHRUNG BEI DER BEHANDLUNG VON DIABETES

Den Blutzuckerspiegel ausgleichen

Eine ausgewogene Ernährung ist für die Behandlung von Diabetes von entscheidender Bedeutung, insbesondere für ältere Menschen. Das Hauptziel besteht darin, den Blutzuckerspiegel den ganzen Tag über stabil zu halten. Dabei geht es darum, die richtigen Mengen an Kohlenhydraten, Proteinen und Fetten zu sich zu nehmen. Kohlenhydrate haben den direktesten Einfluss auf den Blutzuckerspiegel, daher ist die Überwachung und Steuerung der Kohlenhydrataufnahme unerlässlich.

KOHLENHYDRATMANAGEMENT

Kohlenhydrate sind in Lebensmitteln wie Brot, Nudeln, Obst, Gemüse und Milchprodukten enthalten. Beim Verzehr werden sie in Glukose zerlegt, was den Blutzuckerspiegel erhöht. Die Wahl komplexer Kohlenhydrate wie Vollkornprodukte, Hülsenfrüchte und Gemüse gegenüber einfachen Kohlenhydraten wie zuckerhaltigen Snacks und raffiniertem Getreide kann dazu beitragen, einen stabilen Blutzuckerspiegel aufrechtzuerhalten. Komplexe Kohlenhydrate werden langsamer verdaut, was zu einem allmählichen Anstieg des Blutzuckers und nicht zu einem starken Anstieg führt.

WICHTIGKEIT VON FASER

Ballaststoffe, eine Kohlenhydratart, die der Körper nicht verdauen kann, spielen eine wichtige Rolle bei der Behandlung von Diabetes. Ballaststoffreiche Lebensmittel verlangsamen die Aufnahme von Zucker und helfen, den Blutzuckerspiegel zu verbessern. Zu den ballaststoffreichen Lebensmitteln gehören Gemüse, Obst, Vollkornprodukte, Nüsse, Samen und Hülsenfrüchte. Die Einbeziehung dieser Lebensmittel in Ihre Ernährung kann dazu beitragen, den Blutzuckerspiegel stabil zu halten und die Verdauungsgesundheit zu fördern.

GESUNDE FETTE

Nicht alle Fette sind gleich. Gesunde Fette, wie sie in Avocados, Nüssen, Samen und Olivenöl enthalten sind, können bei der Behandlung von Diabetes helfen, indem sie die Insulinsensitivität verbessern und Entzündungen reduzieren. Andererseits können Transfette und gesättigte Fette, die häufig in verarbeiteten Lebensmitteln, frittierten Lebensmitteln und fetten Fleischstücken vorkommen, die Insulinresistenz verschlimmern und sollten begrenzt werden.

PROTEIN-AUSWAHL

Protein ist ein essentieller Nährstoff, der beim Aufbau und der Reparatur von Gewebe hilft. Es sorgt auch für ein Sättigungsgefühl, das übermäßiges Essen verhindern kann. Für Senioren mit Diabetes ist es wichtig, magere Proteinquellen wie Geflügel, Fisch, Bohnen und Hülsenfrüchte zu wählen. Diese Optionen enthalten im Vergleich zu rotem Fleisch und verarbeitetem Fleisch weniger gesättigte Fette.

PORTIONSKONTROLLE UND ZEITPLAN DER MAHLZEIT

Die Portionskontrolle ist für die Behandlung von Diabetes von entscheidender Bedeutung. Der Verzehr großer Mahlzeiten kann zu einem Anstieg des Blutzuckerspiegels führen, während kleinere, häufigere Mahlzeiten dazu beitragen können, den Blutzuckerspiegel stabil zu halten. Darüber hinaus ist es wichtig, auf den Zeitpunkt der Mahlzeiten zu achten. Regelmäßige Essenszeiten, gleichmäßig über den Tag verteilt, können helfen, drastische Schwankungen des Blutzuckerspiegels zu vermeiden.

HYDRATION

Eine ausreichende Flüssigkeitszufuhr ist ein weiterer wichtiger Aspekt bei der Behandlung von Diabetes. Wasser ist die beste Wahl für die Flüssigkeitszufuhr, da es den Blutzuckerspiegel nicht erhöht. Zuckerhaltige Getränke wie Limonade und Fruchtsäfte sollten vermieden werden, da sie zu einem schnellen Anstieg des Blutzuckerspiegels führen können.

REDUZIERUNG DES ZUSATZS VON ZUCKER UND NATRIUM

Viele verarbeitete und verpackte Lebensmittel enthalten große Mengen an zugesetztem Zucker und Natrium. Eine Reduzierung der Aufnahme dieser Lebensmittel kann bei der Behandlung von Diabetes helfen und das Risiko von Komplikationen wie Herzerkrankungen verringern. Das Lesen der Lebensmitteletiketten und die Auswahl vollwertiger, unverarbeiteter Lebensmittel können dabei helfen, dieses Ziel zu erreichen.

VORTEILE, DIE ÜBER DIE BLUTZUCKERKONTROLLE hinausgehen

Eine diabetesfreundliche Ernährung bietet zahlreiche Vorteile, die über die Blutzuckerkontrolle hinausgehen. Es kann helfen, das Gewicht zu kontrollieren, das Risiko von Herz-Kreislauf-Erkrankungen zu verringern, den Cholesterinspiegel zu verbessern und das allgemeine Wohlbefinden zu steigern. Bei Senioren kann die Aufrechterhaltung einer gesunden Ernährung auch die kognitiven Funktionen unterstützen, das Energieniveau steigern und eine bessere Lebensqualität fördern.

PERSONALISIEREN SIE IHRE ERNÄHRUNG

Es ist wichtig, sich daran zu erinnern, dass es keinen einheitlichen Ansatz für die Behandlung von Diabetes durch Ernährung gibt. Individuelle Bedürfnisse und Vorlieben variieren, daher ist es wichtig, Ihre Ernährung auf der Grundlage Ihrer spezifischen Gesundheitsziele, Ihres Lebensstils und Ihrer Vorlieben zu personalisieren. Die Zusammenarbeit mit einem Gesundheitsdienstleister oder einem registrierten Ernährungsberater kann dabei helfen, einen maßgeschneiderten Ernährungsplan zu erstellen, der Ihren Bedürfnissen entspricht.

Dieses Kochbuch soll Ihnen eine Vielzahl köstlicher, nahrhafter Rezepte bieten, die Ihnen die Einhaltung einer diabetesfreundlichen Ernährung erleichtern. Indem Sie diese Mahlzeiten in Ihre Routine integrieren, können Sie die Kontrolle über Ihre Gesundheit übernehmen und die Vorteile einer ausgewogenen, nährstoffreichen Ernährung genießen.

WIE MAN DIESES KOCHBUCH VERWENDET

Willkommen beim gesunden Diabetes-Kochbuch für Senioren. Dieser Leitfaden soll Ihnen dabei helfen, köstliche, diabetesfreundliche Mahlzeiten zuzubereiten, die sowohl nahrhaft als auch einfach zuzubereiten sind. So holen Sie das Beste aus diesem Kochbuch heraus:

DIE STRUKTUR VERSTEHEN

Dieses Kochbuch ist in mehrere Kapitel unterteilt, die sich jeweils auf eine andere Art von Mahlzeit oder Anlass konzentrieren:

Kapitel 1: Frühstück
Kapitel 2: Snacks und Vorspeisen
Kapitel 3: Mittagessen
Kapitel 4: Abendessen
Kapitel 5: Desserts
Kapitel 6: Getränke
Kapitel 7: Besondere Anlässe
Kapitel 8: Essensplanung und -zubereitung
Kapitel 9: Tipps und Ressourcen

Jedes Kapitel enthält eine Vielzahl von Rezepten, die auf die Ernährungsbedürfnisse älterer Menschen mit Diabetes zugeschnitten sind.

REZEPTFORMAT

Jedes Rezept in diesem Kochbuch ist so strukturiert, dass es klare und prägnante Informationen liefert:

- Titel: Der Name des Gerichts.
- Zutaten: Eine Liste aller Zutaten, die Sie benötigen. Die Zutaten werden abgemessen, um die Portionsgrößen und den Nährstoffgehalt besser steuern zu können.
- Anleitung: Schritt-für-Schritt-Anleitung zur Zubereitung des Gerichts.

Nährwertinformationen: Wichtige Details wie Kalorien, Kohlenhydrate, Proteine, Fette und Ballaststoffe pro Portion, die Ihnen helfen, den Überblick über Ihre Nahrungsaufnahme zu behalten.

TIPPS FÜR DEN ERFOLG

- Zutatenersatz: Möglicherweise finden Sie Vorschläge für den Ersatz von Zutaten, um Ernährungspräferenzen oder Allergien Rechnung zu tragen.

- Portionskontrolle: Achten Sie auf die empfohlenen Portionsgrößen, um Ihren Blutzuckerspiegel effektiv kontrollieren zu können.
- Zubereitungstipps: Suchen Sie nach Tipps und Tricks, die das Kochen einfacher und angenehmer machen.
- Lagerungsvorschläge: Richtlinien für die Lagerung von Resten, um die Lebensmittelsicherheit zu gewährleisten und die Frische zu bewahren.

Essensplanung

Kapitel 8 enthält Beispiele für wöchentliche Essenspläne und Tipps zum Batch-Kochen. Wenn Sie Ihre Mahlzeiten im Voraus planen, können Sie Zeit sparen und sich leichter gesund ernähren. Die Speisepläne sind so konzipiert, dass die Nährstoffe den ganzen Tag über ausgeglichen sind, und umfassen eine Vielzahl von Lebensmitteln, um sicherzustellen, dass Sie alle notwendigen Vitamine und Mineralien erhalten.

SMART EINKAUFEN

Die Einkaufstipps in der Einleitung können Ihnen dabei helfen, die besten Zutaten für Ihre Mahlzeiten auszuwählen. Konzentrieren Sie sich auf frische, vollwertige Lebensmittel und vermeiden Sie verarbeitete Lebensmittel mit zugesetztem Zucker und ungesunden Fetten. Das Erstellen einer Einkaufsliste auf der Grundlage Ihres Essensplans kann Ihnen helfen, den Überblick zu behalten und Spontankäufe zu vermeiden.

ANPASSUNGEN VORNEHMEN

Die Ernährungsbedürfnisse und Vorlieben jedes Menschen sind unterschiedlich. Passen Sie die Rezepte gerne an Ihren Geschmack und Ihre Ernährungsbedürfnisse an. Möglicherweise bevorzugen Sie mehr oder weniger Gewürze, verschiedene Proteinarten oder alternatives Gemüse. Der Schlüssel liegt darin, das Nährstoffgleichgewicht aufrechtzuerhalten und die Portionsgrößen zu kontrollieren.

FORTSCHRITTE VERFOLGEN

Es kann von Vorteil sein, ein Ernährungstagebuch zu führen oder eine mobile App zu nutzen, um zu verfolgen, was Sie essen. Es hilft Ihnen zu erkennen, wie sich verschiedene Lebensmittel auf Ihren Blutzuckerspiegel auswirken, und kann Einblicke in Ihre Essgewohnheiten geben. Dies kann ein wertvolles Instrument zur Behandlung von Diabetes und zur fundierten Ernährungsentscheidung sein.

KOCHVERGNÜGEN

Kochen sollte eine freudige und lohnende Erfahrung sein. Experimentieren Sie mit neuen Rezepten, probieren Sie verschiedene Zutaten aus und genießen Sie die Zubereitung von Mahlzeiten, die Ihren Körper nähren und Ihren Gaumen erfreuen. Teilen Sie Ihre Mahlzeiten mit Freunden und der Familie und genießen Sie die Freude an gutem Essen und guter Gesellschaft.

Dieses Kochbuch ist mehr als nur eine Rezeptsammlung; Es ist ein Leitfaden für einen gesünderen Lebensstil. Indem Sie die Tipps befolgen und die Rezepte verwenden, können Sie Ihr Diabetes-Management in die Hand nehmen und Ihr allgemeines Wohlbefinden verbessern. Viel Spaß beim Kochen!

WESENTLICHE KÜCHENWERKZEUGE UND -GERÄTE

Mit den richtigen Werkzeugen in Ihrer Küche kann das Kochen angenehmer und effizienter werden, insbesondere bei der Zubereitung diabetesfreundlicher Mahlzeiten. Hier ist eine Liste der wichtigsten Küchengeräte und -geräte, die Ihnen bei der Zubereitung der köstlichen und nahrhaften Rezepte in diesem Kochbuch helfen:

MESSGERÄTE

- Messbecher und Löffel: Genaue Messungen sind entscheidend für die Portionskontrolle und die Sicherstellung des Nährstoffgehalts Ihrer Mahlzeiten. Investieren Sie in einen guten Satz Messbecher und Löffel.
- Lebensmittelwaage: Mit einer Lebensmittelwaage können Sie Zutaten nach Gewicht messen, was genauer sein kann als Volumenmessungen. Dies ist besonders nützlich für die Verwaltung von Portionsgrößen.

KOCHGERÄTE

- Mixer oder Küchenmaschine: Sie sind unverzichtbar für die Zubereitung von Smoothies, Suppen, Saucen und sogar gesunden Desserts. Sie sparen Zeit und Mühe beim Zerkleinern und Mischen.
- Slow Cooker oder Instant Pot: Diese Geräte eignen sich perfekt zum Kochen in großen Mengen und zum Zubereiten von Mahlzeiten im Voraus. Sie ermöglichen das selbständige Kochen, was ideal für Senioren ist, die möglicherweise einfachere Kochmethoden bevorzugen.
- Mikrowelle: Eine Mikrowelle eignet sich zum schnellen Aufwärmen und Kochen. Es ist praktisch für die Zubereitung einzelner Portionen Mahlzeiten oder Snacks.

KOCHGESCHIRR

- Pfannen mit Antihaftbeschichtung: Pfannen mit Antihaftbeschichtung benötigen zum Kochen weniger Öl, wodurch die Fettaufnahme reduziert wird. Sie sind leicht zu reinigen und eignen sich perfekt zum Kochen von Eiern, Pfannkuchen und Pfannengerichten.
- Kochtopf und Suppentopf: Diese sind für die Zubereitung von Suppen, Eintöpfen und Soßen unerlässlich. Ein mittelgroßer Topf und ein größerer Suppentopf sollten den Großteil Ihres Kochbedarfs decken.
- Dampfkorb: Dämpfen ist eine gesunde Art, Gemüse zu garen und dabei seine Nährstoffe zu bewahren. Ein Dampfgarkorb, der in Ihren Topf passt, ist ein vielseitiges Hilfsmittel für gesundes Kochen.

BACK-Essentials

- Backbleche und -formen: Mit einer Vielzahl von Backblechen und -formen können Sie alles backen, von geröstetem Gemüse bis hin zu gesunden Backwaren wie Muffins und Brot.
- Rührschüsseln: Ein Satz Rührschüsseln in verschiedenen Größen eignet sich zum Mischen von Zutaten, Marinieren und Servieren.

SCHNEIDE- UND VORBEREITUNGSWERKZEUGE

- Scharfe Messer: Ein gutes Messerset ist für eine effiziente und sichere Lebensmittelzubereitung unerlässlich. Stellen Sie sicher, dass Sie ein Kochmesser, ein Schälmesser und ein Messer mit Wellenschliff haben.
- Schneidebretter: Verwenden Sie separate Schneidebretter für rohes Fleisch und Gemüse, um Kreuzkontaminationen zu vermeiden. Entscheiden Sie sich für Bretter, die leicht zu reinigen und langlebig sind.
- Reibe und Zester: Diese Werkzeuge sind nützlich, um Ihren Gerichten mit geriebenem Käse, Zitrusschale oder frischem Ingwer Geschmack zu verleihen.

LAGERLÖSUNGEN

- Vorratsbehälter für Lebensmittel: Investieren Sie in verschiedene luftdichte Behälter zum Aufbewahren von Essensresten, zum Zubereiten von Mahlzeiten und zum Frischhalten von Zutaten. Durchsichtige Behälter helfen Ihnen, leicht zu erkennen, was sich darin befindet.
- Gefrierbeutel: Gefrierbeutel eignen sich hervorragend zum Aufbewahren vorbereiteter Zutaten und gekochter Mahlzeiten im Gefrierschrank. Beschriften Sie sie mit Daten, um die Frische im Auge zu behalten.

VERSCHIEDENE WERKZEUGE

- Spatel und Holzlöffel: Diese sind zum Rühren, Wenden und Servieren unerlässlich. Kratzfeste Utensilien eignen sich am besten für antihaftbeschichtetes Kochgeschirr.
- Schneebesen: Ein Schneebesen eignet sich zum Mischen von Zutaten, insbesondere für Dressings, Saucen und Teige.
- Sieb: Zum Abtropfen von Nudeln, zum Abspülen von Gemüse und zum Waschen von Obst ist ein Sieb erforderlich.

HYDRATION UND GETRÄNKE

- Trinkflasche mit Wasser: Für die Behandlung von Diabetes ist es wichtig, ausreichend Flüssigkeit zu sich zu nehmen. Mit einer Wasseraufgussflasche können Sie Ihrem Wasser Obst, Gemüse und Kräuter hinzufügen, um ihm mehr Geschmack zu verleihen, ohne dass Zucker hinzugefügt werden muss.
- Mixerflasche: Ideal zum Mixen von Proteinshakes und Smoothies für unterwegs.

Mit diesen unverzichtbaren Küchenutensilien und -geräten sind Sie bestens auf die Zubereitung der gesunden und köstlichen Rezepte in diesem Kochbuch vorbereitet. Die Investition in die richtigen Werkzeuge kann das Kochen angenehmer und effizienter machen und Ihnen dabei helfen, eine diabetesfreundliche Ernährung aufrechtzuerhalten. Viel Spaß beim Kochen!

LEBENSMITTELEINKAUFSTIPPS FÜR DIABETIKERFREUNDLICH

Sich im Lebensmittelgeschäft zurechtzufinden, kann eine Herausforderung sein, aber mit ein paar klugen Strategien können Sie gesündere Entscheidungen treffen, die Ihr Diabetes-Management unterstützen. Hier sind einige Tipps, die Ihnen beim Einkauf diabetikerfreundlicher Zutaten helfen sollen:

VORAUSPLANEN

1. Erstellen Sie eine Liste: Planen Sie Ihre Mahlzeiten für die Woche und erstellen Sie eine Einkaufsliste basierend auf den Rezepten, die Sie zubereiten werden. Wenn Sie sich an Ihre Liste halten, können Sie Spontankäufe vermeiden und sicherstellen, dass Sie über alle benötigten Zutaten verfügen.
2. Überprüfen Sie Ihren Vorrat: Bevor Sie in den Laden gehen, machen Sie eine Bestandsaufnahme dessen, was Sie bereits haben. Dies verhindert den Kauf von Duplikaten und hilft Ihnen, den vorhandenen Bestand zu verbrauchen.

SHOPPEN SIE DEN PERIMETER

3. Konzentrieren Sie sich auf frische Lebensmittel: Die Außenkanten des Lebensmittelladens enthalten typischerweise frische Produkte, Fleisch, Milchprodukte und andere Vollwertkost. Diese Produkte sind im Allgemeinen gesünder und enthalten weniger zugesetzten Zucker und ungesunde Fette.
4. Obst- und Gemüseabteilung: Laden Sie sich mit einer Vielzahl farbenfroher Obst- und Gemüsesorten ein. Achten Sie auf nicht stärkehaltiges Gemüse wie Blattgemüse, Brokkoli und Paprika. Frische Produkte sind reich an Vitaminen, Mineralien und Ballaststoffen.

LESEN SIE DIE ETIKETTEN SORGFÄLTIG DURCH

5. Überprüfen Sie die Nährwertangaben: Suchen Sie nach Lebensmitteln mit geringeren Mengen an zugesetztem Zucker, gesättigten Fetten und Natrium. Achten Sie auf die Portionsgrößen und den Gesamtkohlenhydratgehalt.
6. Zutatenliste: Wählen Sie Produkte mit kurzen, einfachen Zutatenlisten. Vermeiden Sie Artikel mit Maissirup mit hohem Fruchtzuckergehalt, gehärteten Ölen und künstlichen Zusatzstoffen.

WÄHLEN SIE GANZE KÖRNER

7. Vollkorn statt raffiniertem Getreide: Entscheiden Sie sich für Vollkorn wie braunen Reis, Quinoa, Vollkornbrot und Haferflocken. Diese enthalten im Vergleich zu raffiniertem Getreide wie weißem Reis und Weißbrot mehr Ballaststoffe und Nährstoffe.

8. Ballaststoffreiche Lebensmittel: Ballaststoffe helfen, den Blutzuckerspiegel zu regulieren und sorgen dafür, dass Sie sich länger satt fühlen. Suchen Sie nach Lebensmitteln mit mindestens 3 Gramm Ballaststoffen pro Portion.

SCHLANKE PROTEINE

9. Mageres Fleisch: Wählen Sie magere Fleischstücke wie Hähnchenbrust, Truthahn und mageres Rindfleisch. Fisch, insbesondere fetter Fisch wie Lachs und Thunfisch, ist eine hervorragende Quelle für Eiweiß und gesunde Fette.
10. Pflanzliche Proteine: Integrieren Sie pflanzliche Proteine wie Bohnen, Linsen, Tofu und Tempeh. Diese sind fettarm und reich an Ballaststoffen und Nährstoffen.

GESUNDE FETTE

11. Gesunde Fettquellen: Schließen Sie Quellen für gesunde Fette wie Avocados, Nüsse, Samen und Olivenöl ein. Diese Fette können die Herzgesundheit verbessern und für ein Sättigungsgefühl sorgen.
12. Begrenzen Sie ungesunde Fette: Vermeiden Sie Transfette und begrenzen Sie gesättigte Fette. Suchen Sie in den Zutatenlisten nach teilweise hydrierten Ölen.

Milchprodukte und Milchalternativen

13. Fettarme Milchprodukte: Wählen Sie fettarme oder fettfreie Milchprodukte wie Milch, Joghurt und Käse. Diese Optionen enthalten weniger gesättigte Fettsäuren und können dabei helfen, den Cholesterinspiegel zu kontrollieren.
14. Milchalternativen: Ungesüßte Mandelmilch, Sojamilch und andere pflanzliche Milch sind gute Alternativen, insbesondere wenn sie mit Kalzium und Vitamin D angereichert sind.

SNACK SMART

15. Gesunde Snacks: Besorgen Sie sich gesunde Snacks wie frisches Obst, rohes Gemüse mit Hummus, Nüsse und Vollkorncracker. Vermeiden Sie Snacks, die viel Zucker und ungesunde Fette enthalten.
16. Portionskontrollierte Packungen: Erwägen Sie den Kauf von Einzelportionspackungen oder die Portionierung von Snacks in kleine Behälter, um übermäßiges Essen zu vermeiden.

HYDRATION

17. Wasser und Aufgüsse: Trinken Sie viel Wasser. Für den Geschmack können Sie Zitronen-, Limetten-, Gurkenscheiben oder Kräuter wie Minze hinzufügen. Vermeiden Sie zuckerhaltige Getränke und Limonaden.
18. Tee und Kaffee: Entscheiden Sie sich für ungesüßten Tee und Kaffee. Wenn Sie gesüßte Getränke bevorzugen, verwenden Sie einen natürlichen Süßstoff wie Stevia.

BUDGETFREUNDLICHE TIPPS

19. Kaufen Sie in großen Mengen: Bei Artikeln, die Sie häufig verwenden, kann der Kauf in großen Mengen Geld sparen. Stellen Sie einfach sicher, dass Sie die richtige Lagerung haben, um diese Artikel frisch zu halten.
20. Saisonale Produkte: Der Kauf von saisonalem Obst und Gemüse kann günstiger und frischer sein.
21. Gefrorene und konservierte Optionen: Gefrorenes Obst und Gemüse kann genauso nahrhaft sein wie frisches und kostet oft weniger. Wählen Sie Dosenoptionen ohne Zucker- oder Natriumzusatz.

VERMEIDEN SIE VERARBEITETE LEBENSMITTEL

22. Verarbeitete Lebensmittel minimieren: Verarbeitete Lebensmittel enthalten oft einen hohen Anteil an Zucker, ungesunden Fetten und Natrium. Konzentrieren Sie sich auf vollwertige, unverarbeitete Lebensmittel für eine bessere Ernährung und Blutzuckerkontrolle.
23. Gesunde Alternativen: Suchen Sie nach gesünderen Versionen Ihrer bevorzugten verarbeiteten Lebensmittel, wie Vollkorncrackern, natriumarmen Suppen und natürlicher Nussbutter.

Wenn Sie diese Tipps zum Lebensmitteleinkauf befolgen, können Sie gesündere Entscheidungen treffen, die Ihr Diabetesmanagement und Ihr allgemeines Wohlbefinden unterstützen. Denken Sie daran: Der Schlüssel liegt darin, frische, vollwertige Lebensmittel auszuwählen und die Etiketten sorgfältig zu lesen, um versteckten Zucker und ungesunde Fette zu vermeiden. Viel Spaß beim Einkaufen!

ZUTATEN

Bei der Behandlung von Diabetes ist die Auswahl der richtigen Inhaltsstoffe entscheidend für die Aufrechterhaltung eines stabilen Blutzuckerspiegels und der allgemeinen Gesundheit. Hier ist ein umfassender Leitfaden zur Auswahl diabetikerfreundlicher Zutaten für Ihre Mahlzeiten:

FRISCHES ERZEUGNIS

GEMÜSE:
- Blattgemüse (Spinat, Grünkohl, Salat)
- Kreuzblütlergemüse (Brokkoli, Blumenkohl, Rosenkohl)
- Wurzelgemüse (Karotten, Rüben, Radieschen)
- Kürbis (Zucchini, Butternuss, Eichel)
- Paprika (Paprika, Jalapeños)
- Tomaten
- Gurken
- Spargel
- Pilze

FRÜCHTE:
- Beeren (Erdbeeren, Blaubeeren, Himbeeren, Brombeeren)
- Zitrusfrüchte (Zitronen, Limetten, Orangen, Grapefruits)
- Äpfel
- Birnen
- Pfirsiche
- Pflaumen
- Kirschen
- Kiwi
- Avocados (eine Quelle gesunder Fette)

GANZE KÖRNER UND HÜLSENFRÜCHTE

VOLLKORN:
- brauner Reis
- Quinoa
- Gerste
- Bulgur
- Farro
- Hafer (Steelcut, gerollt)

Hülsenfrüchte:
- Linsen
- Kichererbsen
- Schwarze Bohnen
- Kidneybohnen
- Pintobohnen
- Weiße Bohnen

PROTEINE

MAGERES FLEISCH:
- Hähnchenbrust ohne Haut
- Truthahnbrust
- Magere Rindfleischstücke (Lendenstück, Filet)
- Mageres Schweinefleisch (Filet, Lendenkotelett)

MEERESFRÜCHTE:
- Lachs
- Thunfisch
- Makrele
- Forelle
- Kabeljau
- Garnele
- Krabbe

PFLANZLICHE PROTEINE:
- Tofu
- Tempeh
- Edamame
- Seitan

Eier und Milchprodukte:
- Eier
- Milch mit niedrigem Fettgehalt oder fettfreie Milch
- griechischer Joghurt
- Hüttenkäse
- Hartkäse (in Maßen)

GESUNDE FETTE

NÜSSE UND SAMEN:
- Mandeln
- Walnüsse
- Pecannüsse
- Chiasamen
- Leinsamen
- Kürbiskerne
- Sonnenblumenkerne

ÖLE:
- Olivenöl
- Avocadoöl
- Kokosöl (in Maßen)

ANDERE QUELLEN:
- Nussbutter (ohne Zuckerzusatz)
- Avocados

GEWÜRZE UND KRÄUTER
- Zimt
- Kurkuma
- Ingwer
- Knoblauch
- Basilikum
- Oregano
- Thymian
- Rosmarin
- Petersilie
- Koriander
- Dill
- Kreuzkümmel
- Paprika
- Chilipulver

SÜSSSTOFFE
- Stevia
- Erythrit
- Mönchsfruchtsüßstoff

- Allulose

GETRÄNK
- Wasser
- Kräutertees
- Grüner Tee
- Schwarzer Tee
- Kaffee (ohne Zuckerzusatz)
- Ungesüßte Mandelmilch
- Ungesüßte Sojamilch
- Kokoswasser (in Maßen)

WEITERE WESENTLICHE INFORMATIONEN

NATRIUMARME BRÜHEN UND VORFÜHRUNGEN:
- Hühnersuppe
- Rinderbrühe
- Gemüsebrühe

GEWÜRZE:
- Senf
- Essig (Apfelwein, Balsamico, Rotwein)
- Salsa
- Scharfe Soße (natriumarm)

Vollkorn- und Hülsenfruchtprodukte:
- Vollkornnudeln
- Nudeln auf Hülsenfruchtbasis (Kichererbse, Linse)
- Vollkornbrot (suchen Sie nach Optionen mit mindestens 3 Gramm Ballaststoffen pro Portion)

Indem Sie diese Zutaten in Ihre Mahlzeiten integrieren, können Sie köstliche und nahrhafte Gerichte kreieren, die dabei helfen, Ihren Blutzuckerspiegel zu kontrollieren. Diese Liste dient als Grundlage für den Aufbau einer gesunden, diabetesfreundlichen Speisekammer.

KAPITEL EINS

FRÜHSTÜCK

Wenn Sie den Tag mit einem nahrhaften, diabetesfreundlichen Frühstück beginnen, können Sie den Grundstein für einen stabilen Blutzuckerspiegel und anhaltende Energie legen. Hier sind einige köstliche und gesunde Frühstücksrezepte, die speziell auf Senioren mit Diabetes zugeschnitten sind:

1. Omelette mit Gemüsefüllung

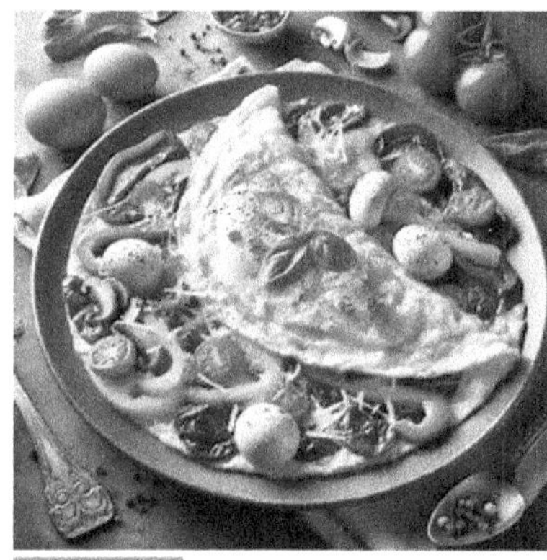

Zutaten:

1. 2 große Eier oder 4 Eiweiß
2. 1/4 Tasse gewürfelte Paprika (jede Farbe)
3. 1/4 Tasse gewürfelte Tomaten
4. 1/4 Tasse gehackter Spinat
5. 1/4 Tasse gewürfelte Zwiebeln
6. 1/4 Tasse geschnittene Pilze
7. 1/4 Tasse geriebener Käse (optional)
8. 1 EL Olivenöl oder Kochspray
9. Salz und Pfeffer nach Geschmack

Anweisungen:

1. Olivenöl in einer beschichteten Pfanne bei mittlerer Hitze erhitzen.
2. Paprika, Zwiebeln und Pilze anbraten, bis sie weich sind.
3. Tomaten und Spinat hinzufügen und kochen, bis der Spinat zusammenfällt.
4. In einer Schüssel Eier (oder Eiweiß) mit Salz und Pfeffer verquirlen.
5. Eier in die Pfanne geben und das Gemüse gleichmäßig bedecken.
6. Kochen, bis die Eier fest sind, dann das Omelett in zwei Hälften falten.
7. Vor dem Servieren ggf. mit Käse bestreuen.

NÄHRWERTANGABEN (PRO PORTION):

- Kalorien: 200
- Kohlenhydrate: 6g
- Protein: 14g
- Fett: 12g
- Ballaststoffe: 2g

2. CHIA-PUDDING ÜBER NACHT

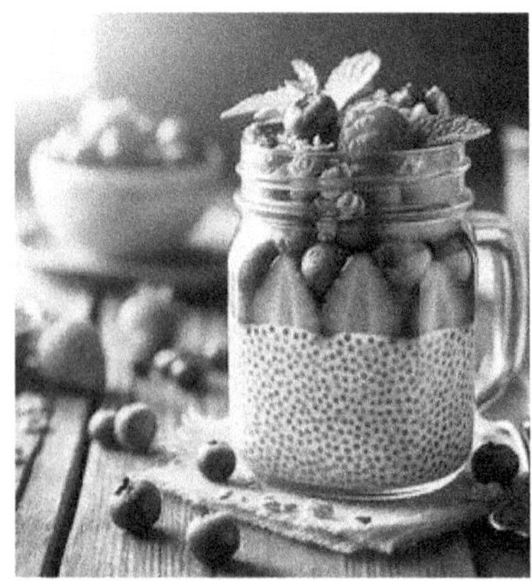

Zutaten:
1. 3 EL Chiasamen
2. 1 Tasse ungesüßte Mandelmilch
3. 1/2 TL Vanilleextrakt
4. 1/2 Tasse frische Beeren (Blaubeeren, Erdbeeren oder Himbeeren)
5. 1 TL Stevia oder ein paar Tropfen flüssiges Stevia (optional)

Anweisungen:

1. In einem Glas oder einer Schüssel Chiasamen, Mandelmilch und Vanilleextrakt vermischen.

2. Gut umrühren, um ein Verklumpen zu verhindern, dann über Nacht im Kühlschrank lagern.

3. Morgens noch einmal umrühren und mit frischen Beeren belegen.

4. Fügen Sie Stevia hinzu, wenn Sie einen süßeren Geschmack bevorzugen.

NÄHRWERTANGABEN (PRO PORTION):
- Kalorien: 150
- Kohlenhydrate: 14g
- Protein: 4g
- Fett: 8g
- Ballaststoffe: 10 g

3. PERFEKTER GRIECHISCHER JOGHURT

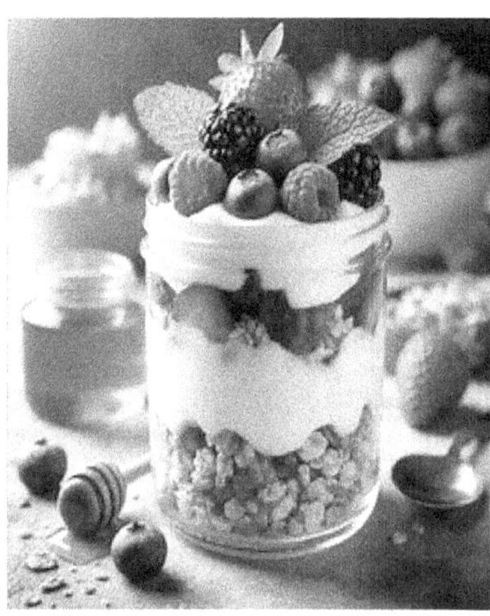

Zutaten:

1. 1 Tasse griechischer Naturjoghurt (fettarm oder fettfrei)
2. 1/2 Tasse gemischte Beeren (Blaubeeren, Erdbeeren, Himbeeren)
3. 1/4 Tasse Müsli (zuckerarm)
4. 1 EL Chiasamen
5. 1 EL ungesüßte Kokosflocken (optional

Anweisungen:

1. Griechischen Joghurt in eine Schüssel oder ein Glas schichten.

2. Mit gemischten Beeren und Müsli belegen.

3.   Chiasamen   und   Kokosraspeln   darüber   streuen.

4. Sofort servieren.

NÄHRWERTANGABEN (PRO PORTION):

- Kalorien: 250
- Kohlenhydrate: 28g
- Protein: 18g
- Fett: 8g
- Faser: 6g

4. AVOCADO-TOAST MIT POCHIERTEM EI

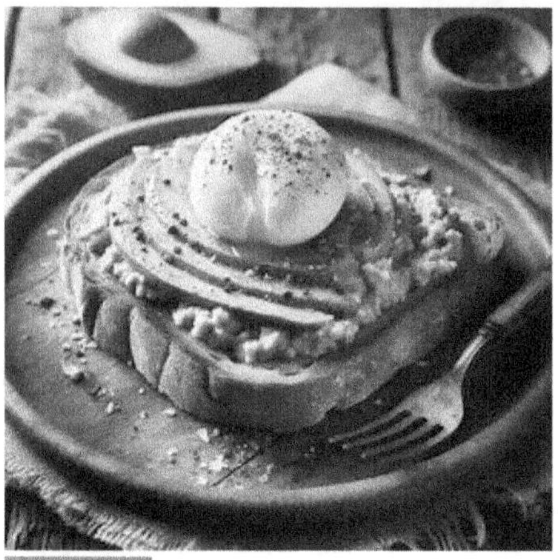

1. 1 Scheibe Vollkornbrot
2. 1/2 reife Avocado
3. 1 großes Ei
4. 1 TL Zitronensaft
5. Salz und Pfeffer nach Geschmack
6. Rote Paprikaflocken (optional)

1. Das Vollkornbrot goldbraun rösten.

2. Die Avocado in einer Schüssel mit Zitronensaft, Salz und Pfeffer zerdrücken.

6. Nach Belieben mit roten Pfefferflocken bestreuen

3. Die zerdrückte Avocado auf dem gerösteten Brot verteilen.

4. Pochieren Sie das Ei, indem Sie einen Topf mit Wasser leicht köcheln lassen, schlagen Sie das Ei dann in eine kleine Schüssel und lassen Sie es vorsichtig ins Wasser gleiten. 34 Minuten kochen lassen, bis das Eiweiß fest ist, das Eigelb aber noch flüssig ist.

5. Das pochierte Ei auf den Avocado-Toast legen.

NÄHRWERTANGABEN (PRO PORTION):

- Kalorien: 270
- Kohlenhydrate: 20g
- Protein: 10g
- Fett: 18g
- Faser: 7g

5. HAFERMEHL MIT BEEREN UND NÜSSEN

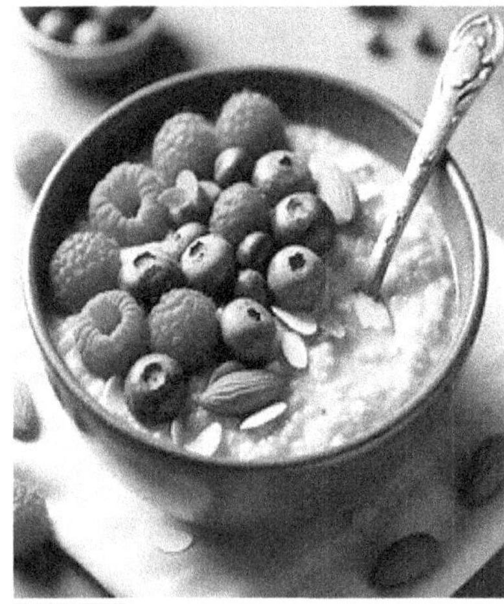

1. 1/2 Tasse altmodische Haferflocken
2. 1 Tasse Wasser oder ungesüßte Mandelmilch
3. 1/2 Tasse gemischte Beeren (Blaubeeren, Erdbeeren, Himbeeren)
4. 1 EL gehackte Nüsse (Walnüsse, Mandeln oder Pekannüsse)
5. 1 TL gemahlener Zimt
6. 1 TL Stevia oder ein paar Tropfen flüssiges Stevia (optional)

Anweisungen:

1. In einem kleinen Topf Wasser oder Mandelmilch zum Kochen bringen.

2. Haferflocken hinzufügen, die Hitze reduzieren und etwa 5 Minuten köcheln lassen, bis die Haferflocken weich und cremig sind.

3. Gemahlenen Zimt und ggf. Stevia unterrühren.

4. Mit gemischten Beeren und gehackten Nüssen belegen.

5. Warm servieren.

NÄHRWERTANGABEN (PRO PORTION):

- Kalorien: 250
- Kohlenhydrate: 40g
- Protein: 6g
- Fett: 8g
- Faser: 8g

Diese Frühstücksrezepte sind auf ein ausgewogenes Verhältnis von Kohlenhydraten, Proteinen und gesunden Fetten ausgelegt und eignen sich daher ideal zur Kontrolle des Blutzuckerspiegels. Genießen Sie einen nahrhaften Start in den Tag mit diesen köstlichen Optionen!

NÄHRSTOFFREICHE FRÜHSTÜCKSSCHALEN

Frühstücksbowls sind eine fantastische Möglichkeit, eine Vielzahl an Nährstoffen in Ihre Morgenmahlzeit zu integrieren. Hier sind einige diabetesfreundliche, nährstoffreiche Frühstücksbowl-Rezepte, die Ihren Blutzuckerspiegel stabil halten und nachhaltig Energie liefern.

1. BEEREN-QUINOA-FRÜHSTÜCKSSCHÜSSEL

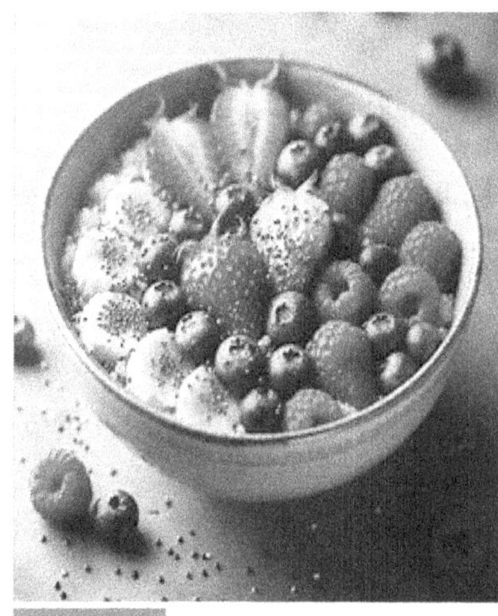

Zutaten:

1. 1/2 Tasse gekochte Quinoa
2. 1/4 Tasse ungesüßte Mandelmilch
3. 1/2 Tasse gemischte Beeren (Blaubeeren, Erdbeeren, Himbeeren)
4. 1 EL Chiasamen
5. 1 EL gehackte Mandeln
6. 1 TL Honig oder ein paar Tropfen flüssiges Stevia (optional) 1/2 TL Zimt

Anweisungen:

1. In einer Schüssel gekochtes Quinoa und Mandelmilch vermischen.
2. Mit gemischten Beeren, Chiasamen und gehackten Mandeln belegen.
3. Nach Belieben mit Honig oder Stevia beträufeln.
4. Mit Zimt bestreuen.
5. Sofort servieren.

NÄHRWERTANGABEN (PRO PORTION):

- Kalorien: 250
- Kohlenhydrate: 35g
- Protein: 8g
- Fett: 9g
- Faser: 8g

2. Herzhafte Frühstücksschüssel mit Spinat und Avocado

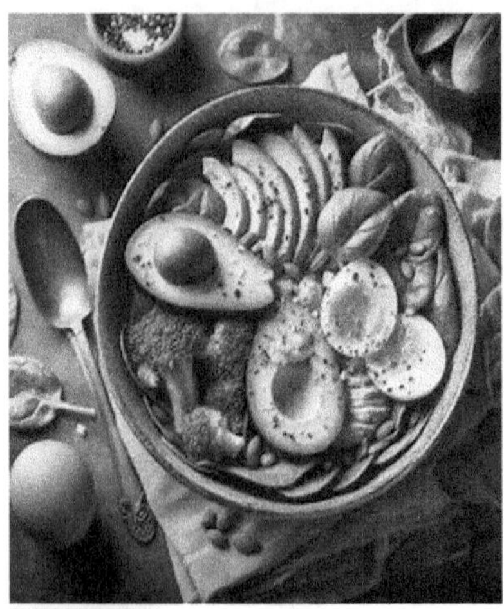

1. 1 Tasse frischer Spinat, sautiert
2. 1/2 Avocado, in Scheiben geschnitten
3. 1/2 Tasse gekochter Quinoa oder brauner Reis
4. 1 pochiertes oder gekochtes Ei
5. 1 EL Kürbiskerne
6. Salz und Pfeffer nach Geschmack
7. Scharfe Soße (optional)

Anweisungen:

1. Spinat in einer beschichteten Pfanne anbraten, bis er zusammenfällt.
2. In einer Schüssel den gekochten Quinoa oder braunen Reis, den sautierten Spinat und die Avocadoscheiben schichten.
3. Mit einem pochierten oder gekochten Ei belegen.
4. Mit Kürbiskernen, Salz und Pfeffer bestreuen.
5. Falls gewünscht, einen Schuss scharfe Soße hinzufügen.
6. Sofort servieren.

NÄHRWERTANGABEN (PRO PORTION):

- Kalorien: 320
- Kohlenhydrate: 30g
- Protein: 12g
- Fett: 18g
- Faser: 8g

3. FRÜHSTÜCKSSCHÜSSEL MIT GRIECHISCHEM JOGHURT UND BEEREN

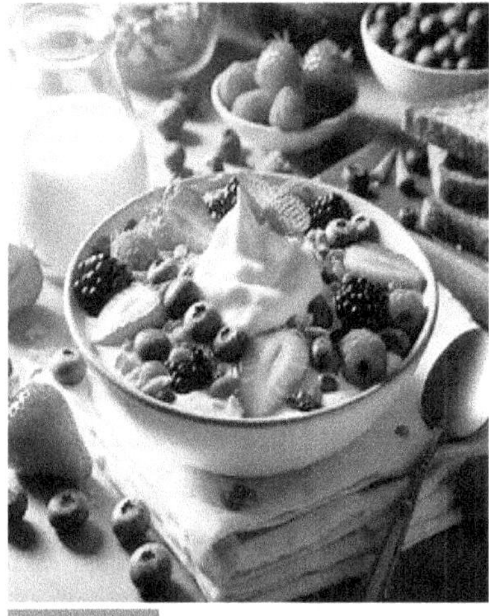

1. 1 Tasse griechischer Naturjoghurt (fettarm oder fettfrei)
2. 1/2 Tasse gemischte Beeren (Blaubeeren, Erdbeeren, Himbeeren)
3. 2 EL Müsli (zuckerarm)
4. 1 EL Chiasamen
5. 1 EL Leinsamen
6. 1 TL Honig oder ein paar Tropfen flüssiges Stevia (optional) 1/2 TL Vanilleextrakt

1. Mischen Sie in einer Schüssel griechischen Joghurt mit Vanilleextrakt.
2. Mit gemischten Beeren, Müsli, Chiasamen und Leinsamen belegen.
3. Nach Belieben mit Honig oder Stevia beträufeln.
4. Sofort servieren

NÄHRWERTANGABEN (PRO PORTION):

- Kalorien: 300
- Kohlenhydrate: 35g
- Protein: 20g
- Fett: 10g
- Faser: 8g

4. TROPISCHE SMOOTHIE-FRÜHSTÜCKSSCHÜSSEL

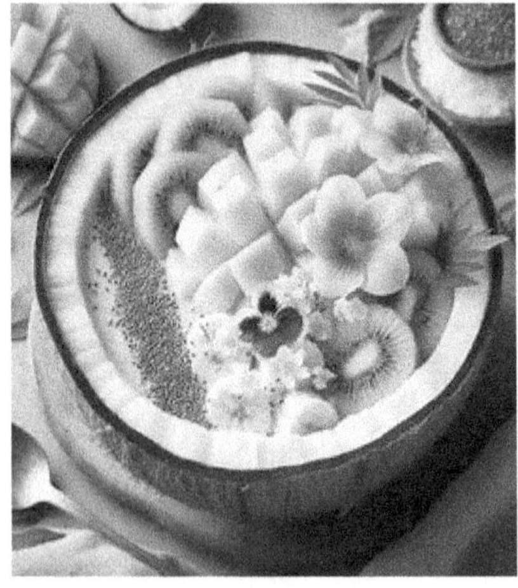

Zutaten:

1. 1/2 Tasse ungesüßte Kokosmilch
2. 1/2 gefrorene Banane
3. 1/4 Tasse gefrorene Ananasstücke
4. 1/4 Tasse gefrorene Mangostücke
5. 1 EL Chiasamen
6. 1/4 Tasse Müsli (zuckerarm)
7. 1 EL ungesüßte Kokosflocken
8. 1 EL gehackte Nüsse (Macadamianüsse oder Mandeln)

Anweisungen:

1. In einem Mixer Kokosmilch, gefrorene Banane, Ananas und Mango vermischen. Alles glatt rühren.
2. Den Smoothie in eine Schüssel geben.
3. Mit Chiasamen, Müsli, Kokosflocken und gehackten Nüssen belegen.
4. Sofort servieren.

NÄHRWERTANGABEN (PRO PORTION):

- Kalorien: 350
- Kohlenhydrate: 50g
- Protein: 6g
- Fett: 15g
- Ballaststoffe: 10 g

5. CREICHES BANANEN-ERDNUSSBUTTER-HAFERMEHL

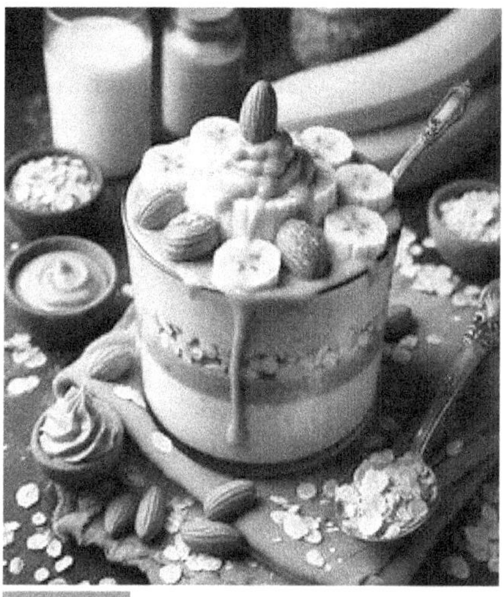

Zutaten:

1. 1/2 Tasse Haferflocken
2. 1 Tasse Wasser oder ungesüßte Mandelmilch
3. 1/2 Banane, in Scheiben geschnitten
4. 1 EL natürliche Erdnussbutter
5. 1 EL Chiasamen
6. 1 TL Honig oder ein paar Tropfen flüssiges Stevia (optional)
7. 1/2 TL Zimt

Anweisungen:

1. In einem kleinen Topf Wasser oder Mandelmilch zum Kochen bringen.
2. Haferflocken hinzufügen, die Hitze reduzieren und etwa 5 Minuten köcheln lassen, bis die Haferflocken weich und cremig sind.
3. Die gekochten Haferflocken in eine Schüssel geben.
4. Mit Bananenscheiben, Erdnussbutter, Chiasamen und nach Belieben einem Spritzer Honig oder Stevia belegen.
5. Mit Zimt bestreuen.
6. Sofort servieren.

Diese nährstoffreichen Frühstücksschalen bieten eine ausgewogene Kombination aus Kohlenhydraten, Proteinen und gesunden Fetten und sind somit ideal für die Kontrolle des Blutzuckerspiegels. Genießen Sie diese köstlichen und gesunden Frühstücksoptionen, um Ihren Tag mit der richtigen Note zu beginnen!

BEEREN-CHIA-PUDDING

Chia-Pudding ist eine nahrhafte und einfach zuzubereitende Frühstücksoption, die reich an Ballaststoffen, Omega-3-Fettsäuren und Antioxidantien ist. Hier ist ein köstliches Beeren-Chia-Pudding-Rezept, das perfekt für Senioren mit Diabetes ist:

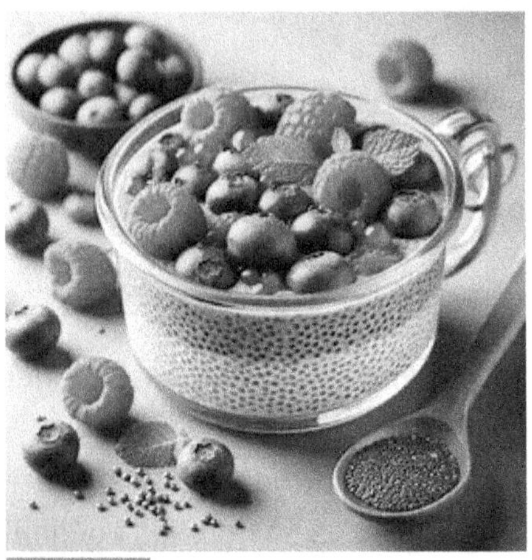

Zutaten:

1. 3 EL Chiasamen
2. 1 Tasse ungesüßte Mandelmilch (oder eine beliebige Milch Ihrer Wahl)
3. 1/2 Tasse gemischte Beeren (Blaubeeren, Erdbeeren, Himbeeren)
4. 1 EL Honig oder ein paar Tropfen flüssiges Stevia (optional)
5. 1/2 TL Vanilleextrakt

Anweisungen:

1. In einer Schüssel oder einem Glas Chiasamen, Mandelmilch, Honig oder Stevia (falls verwendet) und Vanilleextrakt vermischen. Zum Kombinieren gut umrühren.

2. Lassen Sie die Mischung etwa 5 Minuten ruhen und rühren Sie dann erneut um, um ein Verklumpen zu verhindern.

3. Decken Sie die Schüssel oder das Glas ab und stellen Sie es mindestens 2 Stunden oder über Nacht in den Kühlschrank, damit die Chiasamen die Flüssigkeit aufnehmen und eindicken können.

4. Nach dem Abkühlen den Pudding gut umrühren. Wenn es zu dick ist, können Sie noch etwas Mandelmilch hinzufügen, um die gewünschte Konsistenz zu erreichen.

5. Vor dem Servieren Chia-Pudding und gemischte Beeren in Servierschüsseln oder Gläser schichten.

6. Nach Belieben mit weiteren Beeren garnieren.

7. Genießen Sie Ihren köstlichen und nahrhaften Beeren-Chia-Pudding

NÄHRWERTANGABEN (PRO PORTION):

- Kalorien: 180
- Kohlenhydrate: 20g
- Protein: 5g
- Fett: 9g
- Ballaststoffe: 10 g

TIPPS:

- Süße: Passen Sie die Süße an, indem Sie je nach Geschmack mehr oder weniger Honig oder Stevia hinzufügen.
- Toppings: Fügen Sie gerne weitere Toppings wie Mandelblättchen, Kokosraspeln oder eine Prise Zimt hinzu, um den Geschmack und die Konsistenz zu verbessern.
- Lagerung: Chia-Pudding kann bis zu 34 Tage im Kühlschrank aufbewahrt werden und ist somit eine praktische Option zum Vorbereiten des Frühstücks.
- Variationen: Experimentieren Sie mit verschiedenen Beeren oder fügen Sie für einen schokoladigen Touch sogar einen Esslöffel Kakaopulver hinzu.

Dieser Beeren-Chia-Pudding ist nicht nur köstlich, sondern auch voller Nährstoffe, die Ihre allgemeine Gesundheit unterstützen und den Blutzuckerspiegel effektiv kontrollieren können. Genießen Sie dieses erfrischende und sättigende Frühstück!

GRIECHISCHER JOGHURT MIT NÜSSEN UND SAMEN

Griechischer Joghurt gepaart mit Nüssen und Samen ergibt ein proteinreiches, diabetesfreundliches Frühstück oder einen Snack. Hier ist ein einfaches und nahrhaftes Rezept:

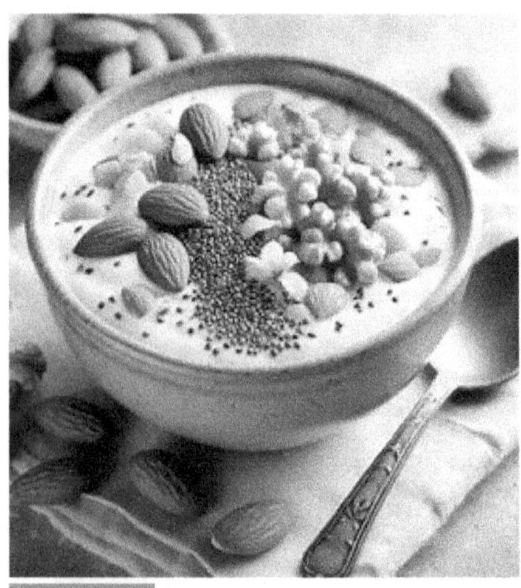

Zutaten:

1. 1 Tasse griechischer Naturjoghurt (fettarm oder fettfrei)
2. 1/4 Tasse gemischte Nüsse (Mandeln, Walnüsse, Pekannüsse)
3. 1 EL Samen (Chiasamen, Leinsamen)
4. 1 EL Honig oder ein paar Tropfen flüssiges Stevia (optional)
5. Frische Beeren oder geschnittenes Obst zum Garnieren (optional)

Anweisungen:

1. Geben Sie den griechischen Joghurt in eine Schüssel oder einen Servierteller.
2. Streuen Sie eine Mischung aus Nüssen und Samen über den Joghurt.
3. Mit Honig beträufeln oder nach Wunsch ein paar Tropfen flüssiges Stevia für die Süße hinzufügen.
4. Mit frischen Beeren oder geschnittenen Früchten garnieren.
5. Sofort servieren und genießen!

NÄHRWERTANGABEN (PRO PORTION, OHNE HONIG ODER SÜSSSTOFF):

- Kalorien: 250
- Kohlenhydrate: 10g
- Protein: 20g
- Fett: 15g
- Ballaststoffe: 3g

TIPPS:

- Variationen: Experimentieren Sie mit verschiedenen Arten von Nüssen und Samen, um den Geschmack und die Textur zu variieren.
- Toppings: Fügen Sie zusätzlichen Geschmack und Nährstoffe hinzu, indem Sie es mit frischen Beeren, Bananenscheiben oder einer Prise Zimt belegen.
- Süßstoffe: Wenn Sie einen süßeren Joghurt bevorzugen, können Sie Honig, Ahornsirup oder einen zuckerfreien Süßstoff wie Stevia verwenden.
- Portionskontrolle: Achten Sie auf die Portionsgrößen, insbesondere wenn Sie Ihre Kohlenhydrataufnahme kontrollieren. Griechischer Joghurt enthält im Vergleich zu normalem Joghurt mehr Eiweiß und weniger Kohlenhydrate, was ihn zu einer geeigneten Wahl für die Behandlung von Diabetes macht.

Dieser griechische Joghurt mit Nüssen und Samen ist nicht nur köstlich, sondern bietet auch eine ausgewogene Mischung aus Eiweiß, gesunden Fetten und Ballaststoffen, was ihn zu einer sättigenden und nährstoffreichen Option für Ihr Frühstück oder Ihren Snack macht.

HERZGESUNDE SMOOTHIES

Smoothies können eine großartige Möglichkeit sein, herzgesunde Zutaten in Ihre Ernährung zu integrieren, insbesondere für Senioren, die an Diabetes leiden. Hier sind einige köstliche und nahrhafte Smoothie-Rezepte, bei denen Zutaten im Vordergrund stehen, die sich positiv auf die Herzgesundheit auswirken:

1. BERRY BLAST SMOOTHIE

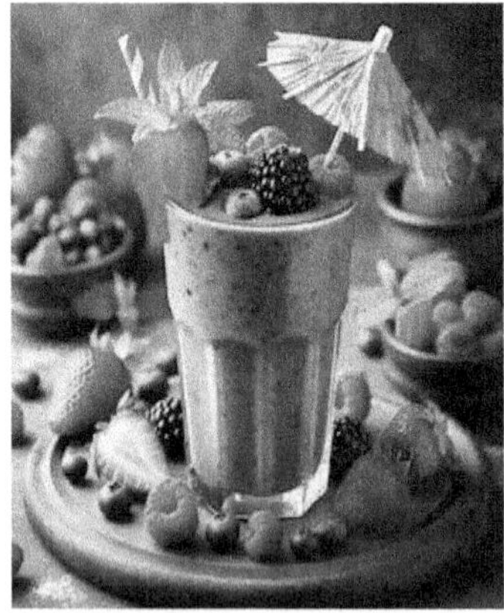

Zutaten:

1. 1/2 Tasse gemischte Beeren (Blaubeeren, Erdbeeren, Himbeeren)
2. 1/2 Banane
3. 1 Tasse Spinat oder Grünkohl (frisch oder gefroren)
4. 1/2 Tasse griechischer Naturjoghurt (fettarm oder fettfrei)
5. 1 EL Chiasamen
6. 1 Tasse ungesüßte Mandelmilch oder Wasser Eiswürfel (optional)

Anweisungen:

1. Alle Zutaten in einen Mixer geben.
2. Mixen, bis eine glatte und cremige Masse entsteht.
3. Fügen Sie bei Bedarf mehr Mandelmilch oder Wasser hinzu, um die gewünschte Konsistenz zu erreichen.
4. In ein Glas füllen und sofort genießen

Nährwertangaben (pro Portion):

- Kalorien: 250
- Kohlenhydrate: 30g
- Protein: 15g
- Fett: 8g
- Ballaststoffe: 10 g

2. GRÜNER STROM-SMOOTHIE

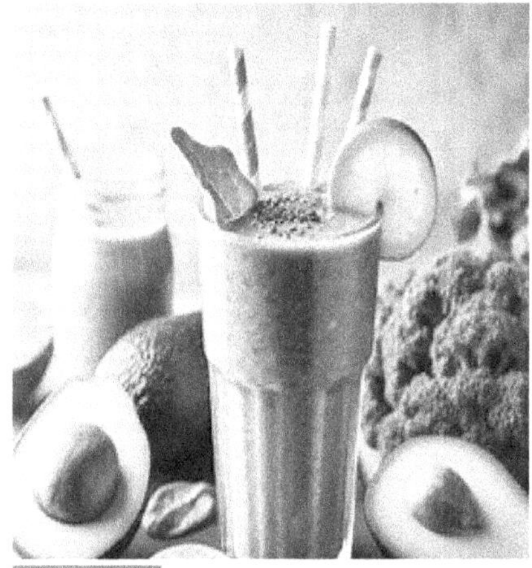

Zutaten:

1 Tasse Spinat

1/2 Tasse Gurke, gehackt

1/2 Avocado

1/2 Tasse Ananasstücke (frisch oder gefroren)

1 EL frischer Ingwer, gerieben

Saft von 1/2 Zitrone

1 Tasse ungesüßtes Kokoswasser oder Wasser

Eiswürfel (optional)

Anweisungen:

1. Spinat, Gurke, Avocado, Ananas, Ingwer und Zitronensaft in einen Mixer geben.

2. Kokoswasser oder Wasser hinzufügen.

3. Mixen, bis eine glatte und cremige Masse entsteht.

4. Fügen Sie nach Wunsch Eiswürfel hinzu, um einen kälteren Smoothie zu erhalten.

5. In ein Glas füllen und sofort genießen.

NÄHRWERTANGABEN (PRO PORTION):

- Kalorien: 280
- Kohlenhydrate: 35g
- Protein: 5g
- Fett: 14g
- Ballaststoffe: 10 g

3. TROPISCHER KURKUMA-SMOOTHIE

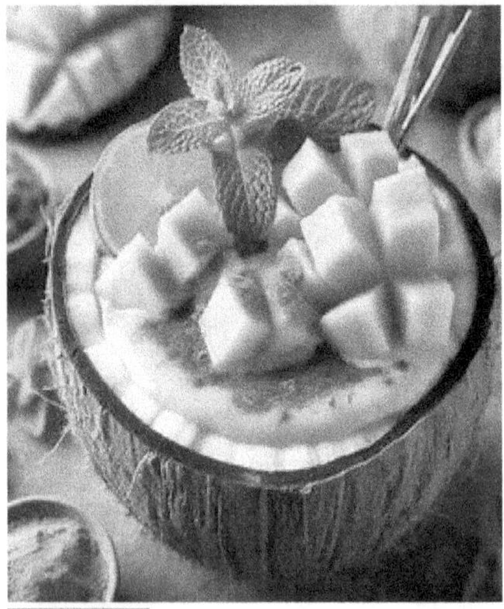

1. 1/2 Tasse Mangostücke (frisch oder gefroren)
2. 1/2 Tasse Ananasstücke (frisch oder gefroren)
3. 1/2-Zoll-Stück frische Kurkuma, geschält und gerieben (oder 1/2 TL gemahlene Kurkuma)
4. 1/2 Zoll großes Stück frischer Ingwer, gerieben
5. 1 Tasse griechischer Naturjoghurt (fettarm oder fettfrei)
6. 1 EL Chiasamen
7. 1 Tasse ungesüßte Mandelmilch oder Kokoswasser, Eiswürfel (optional)

Anweisungen:

1. Mango, Ananas, Kurkuma, Ingwer, griechischen Joghurt, Chiasamen und Mandelmilch oder Kokoswasser in einem Mixer vermischen.

2. Mixen, bis eine glatte und cremige Masse entsteht.

3. Fügen Sie nach Wunsch Eiswürfel hinzu, um einen kälteren Smoothie zu erhalten.

4. In ein Glas füllen und sofort genießen

NÄHRWERTANGABEN (PRO PORTION):

- Kalorien: 270
- Kohlenhydrate: 40g
- Protein: 15g
- Fett: 7g
- Faser: 8g

4. BEERENRÜBEN-SMOOTHIE

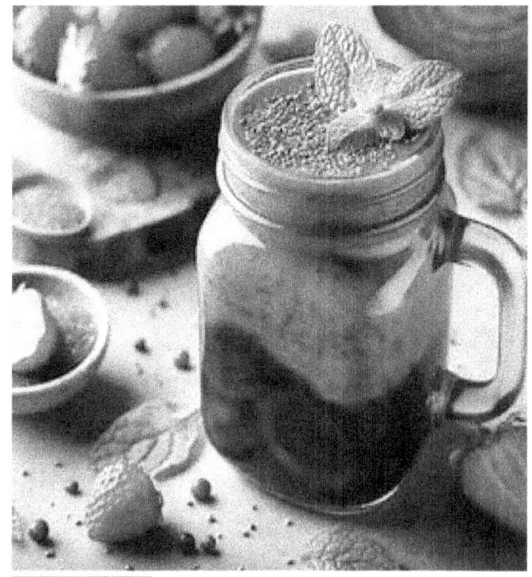

1. 1/2 Tasse gemischte Beeren (Blaubeeren, Erdbeeren, Himbeeren)
2. 1/2 kleine gekochte Rote Bete, geschält und gewürfelt
3. 1/2 Tasse griechischer Naturjoghurt (fettarm oder fettfrei)
4. 1 EL Leinsamen
5. 1 EL Honig oder ein paar Tropfen flüssiges Stevia (optional)
6. 1 Tasse ungesüßte Mandelmilch oder Wasser

Eiswürfel (optional)

Anweisungen:

1. Gemischte Beeren, gekochte Rote Bete, griechischen Joghurt, Leinsamen, Honig oder Stevia (falls verwendet) und Mandelmilch oder Wasser in einen Mixer geben.

2. Mixen, bis eine glatte und cremige Masse entsteht.

3. Fügen Sie nach Wunsch Eiswürfel hinzu, um einen kälteren Smoothie zu erhalten.

4. In ein Glas füllen und sofort genießen.

NÄHRWERTANGABEN (PRO PORTION):

- Kalorien: 230
- Kohlenhydrate: 30g
- Protein: 15g
- Fett: 6g
- Faser: 8g

TIPPS:

- Gefrorene Zutaten: Durch die Verwendung gefrorener Früchte kann Ihr Smoothie dicker und kälter werden, ohne dass Sie Eiswürfel hinzufügen müssen.
- Süßstoffe: Passen Sie die Süße an Ihre Geschmackspräferenzen an, indem Sie Honig, Ahornsirup oder einen zuckerfreien Süßstoff wie Stevia hinzufügen.
- Zusätze: Verfeinern Sie Ihren Smoothie mit zusätzlichen Zutaten wie Spinat, Grünkohl oder Proteinpulver für zusätzliche Nährstoffe.

Diese herzgesunden Smoothie-Rezepte sind vollgepackt mit Vitaminen, Mineralien, Antioxidantien und Ballaststoffen und eignen sich daher ideal zur Förderung der Herzgesundheit und zur Kontrolle des Blutzuckerspiegels. Genießen Sie diese nahrhaften Smoothies als Teil Ihrer ausgewogenen Ernährung!

GRÜNER DETOX-SMOOTHIE

Ein grüner Detox-Smoothie ist eine ausgezeichnete Wahl zur Förderung der allgemeinen Gesundheit und Entgiftung. Hier ist ein erfrischendes und nahrhaftes Rezept mit Zutaten, die für ihre entgiftenden Eigenschaften bekannt sind:

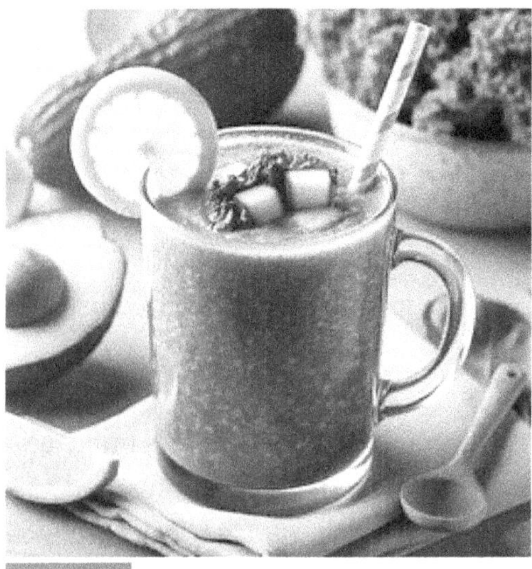

Zutaten:

1. 1 Tasse Spinat
2. 1/2 Tasse Gurke, gehackt
3. 1/2 Avocado
4. 1/2 Tasse Ananasstücke (frisch oder gefroren)
5. 1/2 Zoll großes Stück frischer Ingwer, gerieben
6. Saft von 1/2 Zitrone
7. 1 EL Chiasamen
8. 1 Tasse ungesüßtes Kokoswasser oder Wasser, Eiswürfel (optional)

Anweisungen:

1. Spinat, Gurke, Avocado, Ananasstücke, geriebenen Ingwer, Zitronensaft, Chiasamen und Kokoswasser (oder Wasser) in einen Mixer geben.

2. Mixen, bis eine glatte und cremige Masse entsteht.

3. Fügen Sie Eiswürfel hinzu, wenn Sie einen kälteren Smoothie bevorzugen.

4. In ein Glas füllen und sofort servieren.

NÄHRWERTANGABEN (PRO PORTION):

- Kalorien: 250
- Kohlenhydrate: 30g
- Protein: 5g
- Fett: 12g
- Ballaststoffe: 10 g

TIPPS:

- Variationen: Für zusätzliche Entgiftungsvorteile können Sie zusätzliches Grünzeug wie Grünkohl oder Petersilie hinzufügen.
- Süßstoffe: Passen Sie die Süße an, indem Sie bei Bedarf eine kleine Menge Honig oder Ahornsirup hinzufügen.
- Protein-Boost: Erwägen Sie die Zugabe einer Kugel Proteinpulver oder griechischem Joghurt, um den Proteingehalt des Smoothies zu erhöhen.

Dieser grüne Detox-Smoothie ist vollgepackt mit Vitaminen, Mineralien, Antioxidantien und Ballaststoffen, was ihn zu einer nahrhaften Wahl zur Unterstützung der Entgiftung und des allgemeinen Wohlbefindens macht. Genießen Sie diesen erfrischenden und revitalisierenden Smoothie als Teil einer ausgewogenen Ernährung!

BEERENPROTEIN-SMOOTHIE

Ein Beeren-Protein-Smoothie ist eine großartige Option für ein sättigendes und nahrhaftes Frühstück oder einen Snack, insbesondere für Senioren mit Diabetes. Hier ist ein köstliches Rezept, das die Süße von Beeren mit der Proteinkraft von griechischem Joghurt kombiniert:

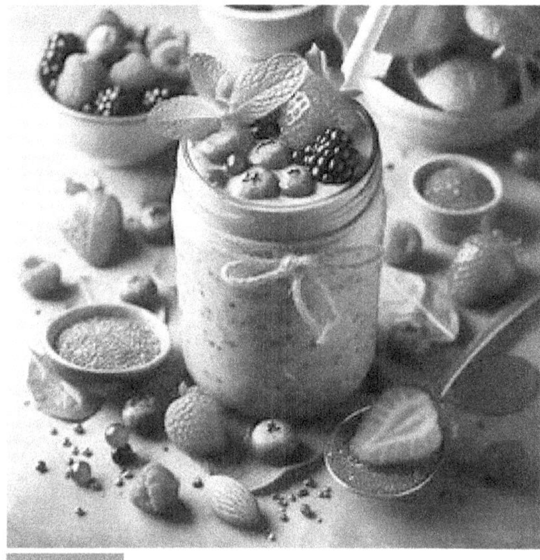

Zutaten:

1. 1/2 Tasse gemischte Beeren (Blaubeeren, Erdbeeren, Himbeeren)
2. 1/2 Banane
3. 1/2 Tasse griechischer Naturjoghurt (fettarm oder fettfrei)
4. 1/2 Tasse ungesüßte Mandelmilch oder Wasser
5. 1 EL Chiasamen
6. 1 Messlöffel Proteinpulver (Vanille oder nicht aromatisiert)Eiswürfel (optional)

Anweisungen:

1. Gemischte Beeren, Banane, griechischen Joghurt, Mandelmilch oder Wasser, Chiasamen und Proteinpulver in einem Mixer vermischen.
2. Mixen, bis eine glatte und cremige Masse entsteht.
3. Fügen Sie Eiswürfel hinzu, wenn Sie einen kälteren Smoothie bevorzugen.
4. In ein Glas füllen und sofort servieren.

NÄHRWERTANGABEN (PRO PORTION):

- Kalorien: 280
- Kohlenhydrate: 30g
- Protein: 25g
- Fett: 7g
- Faser: 8g

HAFERMEHL MIT HOHEM BASIC-HALT

Haferflocken mit hohem Ballaststoffgehalt sind eine sättigende und nahrhafte Frühstücksoption, die dabei helfen kann, den Blutzuckerspiegel zu kontrollieren und die Herzgesundheit zu fördern. Hier sind ein paar köstliche Haferflockenrezepte voller Ballaststoffe:

1. GEMISCHTES HAFERMEHL AUS BEEREN UND CHIA-SAMEN

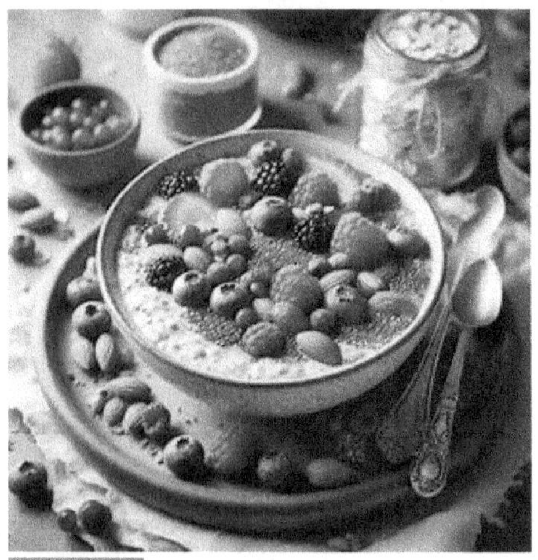

Zutaten:

1. 1/2 Tasse Haferflocken
2. 1 Tasse Wasser oder ungesüßte Mandelmilch
3. 1/2 Tasse gemischte Beeren (Blaubeeren, Erdbeeren, Himbeeren)
4. 1 EL Chiasamen
5. 1 EL Honig oder Ahornsirup (optional)
6. 1/2 TL Vanilleextrakt

Anweisungen:

1. In einem kleinen Topf Wasser oder Mandelmilch zum Kochen bringen.

2. Haferflocken hinzufügen und die Hitze auf köcheln lassen.

3. Unter gelegentlichem Rühren etwa 5 Minuten kochen lassen, bis die Haferflocken weich und cremig sind.

4. Gemischte Beeren, Chiasamen, Honig oder Ahornsirup (falls verwendet) und Vanilleextrakt unterrühren.

5. Weitere 12 Minuten kochen, bis die Beeren durchgewärmt sind.

6. Vom Herd nehmen und einige Minuten ruhen lassen, damit es eindickt.

7. Warm servieren und genießen!

NÄHRWERTANGABEN (PRO PORTION):

- Kalorien: 300
- Kohlenhydrate: 50g
- Protein: 8g
- Fett: 7g
- Ballaststoffe: 10 g

2. APFELZIMT UND WALNUSSHAFERMEHL

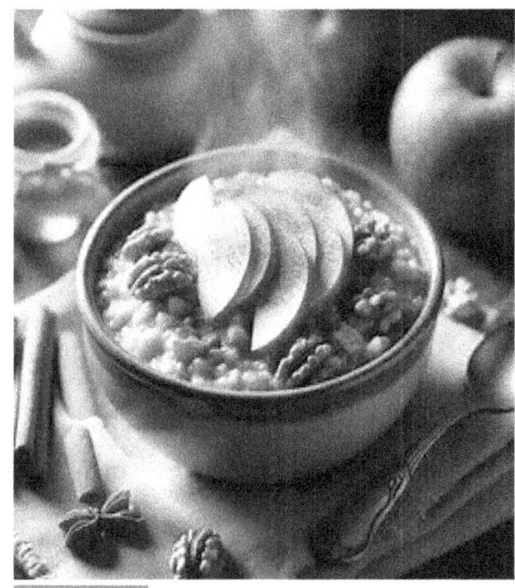

Zutaten:

1. 1/2 Tasse Haferflocken
2. 1 Tasse Wasser oder ungesüßte Mandelmilch
3. 1/2 Apfel, gewürfelt
4. 1 EL gehackte Walnüsse
5. 1 EL gemahlene Leinsamen
6. 1 EL Honig oder Ahornsirup (optional)
7. 1/2 TL gemahlener Zimt

Anweisungen:

1. In einem kleinen Topf Wasser oder Mandelmilch zum Kochen bringen.

2. Haferflocken hinzufügen und die Hitze auf köcheln lassen.

3. Unter gelegentlichem Rühren etwa 5 Minuten kochen lassen, bis die Haferflocken weich und cremig sind.

4. Apfelwürfel, gehackte Walnüsse, gemahlene Leinsamen, Honig oder Ahornsirup (falls verwendet) und gemahlenen Zimt unterrühren.

5. Weitere 12 Minuten kochen, bis der Apfel weich ist.

6. Vom Herd nehmen und einige Minuten ruhen lassen, damit es eindickt.

7. Warm servieren und genießen!

NÄHRWERTANGABEN (PRO PORTION):

- Kalorien: 320
- Kohlenhydrate: 50g
- Protein: 9g
- Fett: 10g
- Faser: 9g

TIPPS:

- Individualisierung: Sie können die Süße und Textur dieser Haferflocken jederzeit anpassen, indem Sie mehr oder weniger Honig, Ahornsirup oder Mandelmilch hinzufügen.
- Toppings: Verbessern Sie den Geschmack und die Nährwerte, indem Sie Toppings wie Bananenscheiben, Nüsse, Samen oder eine Prise Zimt hinzufügen.
- MakeAhead: Bereiten Sie eine größere Menge Haferflocken zu und bewahren Sie die Reste im Kühlschrank auf, um die ganze Woche über schnell und einfach zu frühstücken.

Diese Rezepte für einen Beeren-Protein-Smoothie und ballaststoffreiche Haferflocken sind so konzipiert, dass sie eine ausgewogene Kombination aus Kohlenhydraten, Proteinen, gesunden Fetten und Ballaststoffen bieten, was sie zur idealen Wahl für die Behandlung von Diabetes und die Förderung der allgemeinen Gesundheit macht. Genießen Sie diese nahrhaften Optionen als Teil Ihrer täglichen Ernährung!

Zimt-Apfel-Haferflocken

Genießen Sie eine warme und wohlige Schüssel Zimt-Apfel-Haferflocken, perfekt für ein gemütliches Frühstück oder einen Snack:

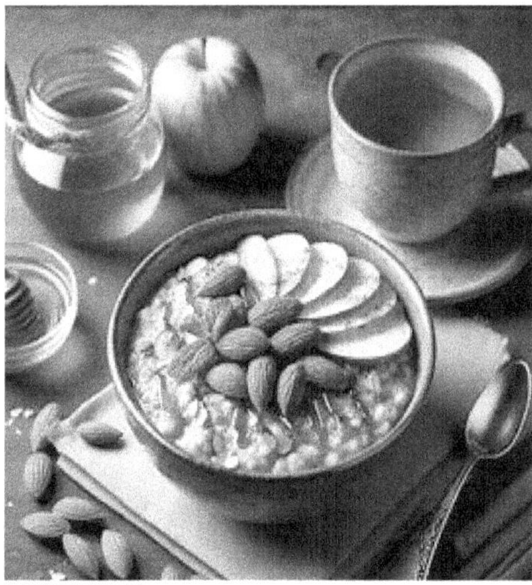

Zutaten:

1. 1/2 Tasse Haferflocken
2. 1 Tasse Wasser oder ungesüßte Mandelmilch
3. 1/2 Apfel, gewürfelt
4. 1 EL gehackte Walnüsse oder Mandeln
5. 1 EL gemahlene Leinsamen
6. 1 EL Honig oder Ahornsirup (optional)
7. 1/2 TL gemahlener Zimt
8. Prise Salz

Anweisungen:

1. In einem kleinen Topf Wasser oder Mandelmilch zum Kochen bringen.

2. Haferflocken hinzufügen und die Hitze auf köcheln lassen.

3. Unter gelegentlichem Rühren etwa 5 Minuten kochen lassen, bis die Haferflocken weich und cremig sind.

4. Apfelwürfel, gehackte Nüsse, gemahlene Leinsamen, Honig oder Ahornsirup (falls verwendet), gemahlenen Zimt und eine Prise Salz unterrühren.

5. Weitere 12 Minuten kochen, bis der Apfel zart ist und sich die Aromen vereinen.

6. Vom Herd nehmen und einige Minuten ruhen lassen, damit es eindickt.

7. Warm servieren und genießen!

NÄHRWERTANGABEN (PRO PORTION):

- Kalorien: 320
- Kohlenhydrate: 50g
- Protein: 9g
- Fett: 10g
- Faser: 9g

Blaubeer-Mandel-Haferflocken

Gönnen Sie sich die köstliche Kombination aus Blaubeeren und Mandeln mit diesem nahrhaften Haferflockenrezept:

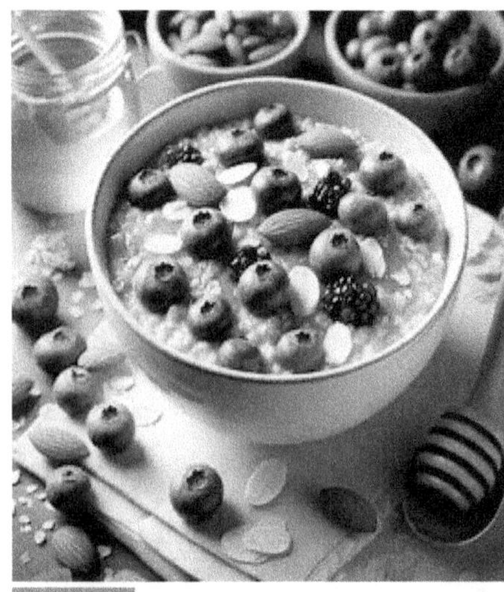

Zutaten:
1/2 Tasse Haferflocken
1 Tasse Wasser oder ungesüßte Mandelmilch
1/2 Tasse frische oder gefrorene Blaubeeren
1 EL Mandelbutter
1 EL Chiasamen
1 EL Honig oder Ahornsirup (optional)
Prise Salz

Anweisungen:/
1. In einem kleinen Topf Wasser oder Mandelmilch zum Kochen bringen.
2. Haferflocken hinzufügen und die Hitze auf köcheln lassen.
3. Unter gelegentlichem Rühren etwa 5 Minuten kochen lassen, bis die Haferflocken weich und cremig sind.
4. Blaubeeren, Mandelbutter, Chiasamen, Honig oder Ahornsirup (falls verwendet) und eine Prise Salz unterrühren.
5. Weitere 12 Minuten kochen, bis die Blaubeeren durchgewärmt sind.
6. Vom Herd nehmen und einige Minuten ruhen lassen, damit es eindickt.

NÄHRWERTANGABEN (PRO PORTION):

- Kalorien: 330
- Kohlenhydrate: 50g
- Protein: 9g
- Fett: 10g
- Faser: 8g

TIPPS:

- Variationen: Passen Sie diese Haferflockenrezepte individuell an, indem Sie Ihre Lieblingszutaten wie geschnittene Bananen, Nüsse, Samen oder eine Prise Zimt hinzufügen.
- MakeAhead: Bereiten Sie eine größere Menge Haferflocken zu und bewahren Sie die Reste im Kühlschrank auf, um unter der Woche ein schnelles und praktisches Frühstück zu erhalten.
- Süßstoffe: Passen Sie die Süße nach Ihren Wünschen an, indem Sie mehr oder weniger Honig, Ahornsirup oder Mandelmilch hinzufügen.

Diese Zimt-Apfel-Haferflocken- und Blaubeer-Mandel-Haferflocken-Rezepte sind nicht nur lecker, sondern auch voller Ballaststoffe, Antioxidantien und essentieller Nährstoffe, was sie zur perfekten Wahl für ein ausgewogenes und sättigendes Frühstück oder einen Snack macht!

KAPITEL ZWEI

SNACKS UND VORSPEISEN

1. GEMÜSE-CRUDITEN MIT HUMMUS

- Verschiedene rohe Gemüsesorten (Karotten, Gurken, Paprika, Kirschtomaten)
- Hummus zum Dippen
- Ernährungsvorteile: Bietet Ballaststoffe, Vitamine und Mineralien mit einem niedrigen glykämischen Index.

2. GRIECHISCHER JOGHURT-DIP MIT FRISCHEM GEMÜSE

- Griechischer Naturjoghurt gemischt mit Kräutern (z. B. Dill, Petersilie) und Zitronensaft
- Gurkenscheiben, Selleriestangen und Kirschtomaten zum Dippen
- Ernährungsvorteile: Reich an Eiweiß und Kalzium, frisches Gemüse liefert Ballaststoffe und Nährstoffe.

3. GEBACKENE SÜßKARTOFFEL-Pommes

- In Spalten geschnittene Süßkartoffeln Mit Olivenöl beträufeln, mit Paprika und einer Prise Salz bestreuen und im Ofen knusprig backen
- Nährwertvorteile: Reich an Ballaststoffen, Vitaminen und Mineralstoffen, mit einem niedrigeren glykämischen Index als normale Kartoffeln.

4. KÄSE- UND VOLLKORN-CRACKER

- Vollkorncracker (z. B. Vollkorn oder Roggen)
- Scheiben fettarmer Käse (wie Mozzarella oder Cheddar)
- Nährwertvorteile: Bietet Protein und Kalzium, während Vollkorncracker Ballaststoffe und komplexe Kohlenhydrate enthalten.

5. GEMISCHTE NÜSSE

- Eine Handvoll gemischte Nüsse (Mandeln, Walnüsse, Pekannüsse)
- Ernährungsvorteile: Enthält gesunde Fette, Proteine und Ballaststoffe, die zur Stabilisierung des Blutzuckerspiegels und zur Förderung der Herzgesundheit beitragen können.

6. GEFÜLLTE MINI-PAPRIKA

- Mini-Paprika, halbiert und entkernt. Mit einer Mischung aus fettarmem Frischkäse, Kräutern und gehackten Nüssen füllen
- Ernährungsvorteile: Paprika ist reich an Vitamin C und Ballaststoffen, während Nüsse und Frischkäse Eiweiß und gesunde Fette liefern.

7. GURKENROLLEN MIT GERÄUCHERTEM LACHS

- In dünne Scheiben geschnittene Gurkenstreifen mit fettarmem Frischkäse bestreichen und mit Räucherlachs belegen. Aufrollen und mit einem Zahnstocher fixieren
- Ernährungsvorteile: Lachs ist reich an Omega-3-Fettsäuren, während Gurke Feuchtigkeit und Vitamine spendet.

8. HARTGEKOCHTE EIER

- Hartgekochte Eier, bestreut mit einer Prise Salz und Pfeffer
- Ernährungsvorteile: Eier sind eine gute Quelle für Protein und essentielle Nährstoffe wie Vitamin D und Cholin.

9. AVOCADO-SCHEIBEN AUF VOLLKORN-TOAST

- Reife Avocadoscheiben auf Vollkorntoast. Mit einer Prise Meersalz und schwarzem Pfeffer bestreuen
- Ernährungsvorteile: Avocado liefert gesunde Fette, Ballaststoffe und wichtige Vitamine.

10. FRUCHTSALAT MIT JOGHURT

- Verschiedene frische Früchte (wie Beeren, Kiwi und Melone) Mit einem Klecks griechischem Naturjoghurt servieren
- Ernährungsvorteile: Früchte liefern Vitamine, Mineralien und Antioxidantien, während griechischer Joghurt Proteine und Probiotika hinzufügt.

TIPPS:

- Portionskontrolle: Achten Sie auf die Portionsgrößen, insbesondere beim Genuss von Nüssen oder Trockenfrüchten.
- Ausgewogene Auswahl: Versuchen Sie, eine Kombination aus Proteinen, gesunden Fetten und ballaststoffreichen Kohlenhydraten in Ihre Snacks aufzunehmen, um den Blutzuckerspiegel zu stabilisieren.
- Flüssigkeitszufuhr: Bleiben Sie ausreichend hydriert, indem Sie zusätzlich zu Ihren Snacks Wasser oder Kräutertees trinken.

Diese Snacks und Vorspeisen sind diabetesfreundlich konzipiert, bieten eine ausgewogene Ernährung und sind gleichzeitig köstlich und sättigend. Genießen Sie diese Optionen als Teil Ihrer täglichen Essensplanung!

EINFACHE SNACKS GRIFF-AND-GO

Für Senioren mit Diabetes ist es wichtig, zu jeder Tageszeit praktische und nahrhafte Snacks parat zu haben. Hier sind einige einfache Snack-Ideen zum Mitnehmen:

1. Streichkäse und Kirschtomaten

- Einzelne Käsesticks mit Kirschtomaten als Beilage
- Ernährungsvorteile: Bietet Protein und Vitamine bei minimalem Kohlenhydratgehalt.

2. GEMISCHTE BEEREN MIT GRIECHISCHEM JOGHURT

- Frische gemischte Beeren (wie Erdbeeren, Blaubeeren, Himbeeren)
Einfach in Bechern mit griechischem Joghurt servieren
- Ernährungsvorteile: Beeren sind zuckerarm und reich an Antioxidantien, während griechischer Joghurt Protein und Probiotika bietet.

3. NÜSSE UND GETROCKNETE FRÜCHTE

- Eine Handvoll gemischte Nüsse (Mandeln, Walnüsse, Cashewnüsse) Eine kleine Portion Trockenfrüchte (wie Aprikosen oder Rosinen)
- Nährwertvorteile: Nüsse liefern gesunde Fette und Eiweiß, während Trockenfrüchte natürliche Süße und Ballaststoffe bieten.

4. HARTGEKOCHTE EIER

- Vorgeschälte hartgekochte Eier mit einer Prise Salz und Pfeffer bestreuen
- Ernährungsvorteile: Eier sind eine großartige Quelle für Proteine und essentielle Nährstoffe.

5. GRIECHISCHER JOGHURT MIT BEEREN

- Einfach in Bechern mit griechischem Naturjoghurt servieren. Frische Beeren (z. B. Blaubeeren oder Himbeeren) als Belag servieren
- Nährwertvorteile: Kombiniert Protein aus Joghurt mit Antioxidantien und Ballaststoffen aus Beeren.

6. VEGGIE-STICKS MIT HUMMUS

- Vorgeschnittene Gemüsesticks (Karotten, Sellerie, Paprika)
Einzelne Portionsbecher Hummus zum Dippen
- Nährwertvorteile: Gemüse ist kalorien- und kohlenhydratarm, während Hummus Eiweiß und gesunde Fette hinzufügt.

7. HÜTTENKÄSE MIT ANANAS

- SServieren Sie Behälter mit Hüttenkäse und Ananasstücken (frisch oder in Saft aus der Dose).
- Ernährungsvorteile: Hüttenkäse ist reich an Eiweiß und Kalzium, während Ananas für natürliche Süße und Vitamin C sorgt.

8. VOLLKORN-CRACKER MIT KÄSE

- Vollkorncracker (wählen Sie Sorten mit höherem Ballaststoffgehalt) Scheiben fettarmen Käses (wie Mozzarella oder Cheddar)
- Nährwertvorteile: Vollkorncracker liefern Ballaststoffe und komplexe Kohlenhydrate, während Käse Eiweiß und Kalzium liefert.

9. APFELSCHEIBEN MIT MANDELBUTTER
- Geschnittene Apfelspalten. Einzelne Päckchen Mandelbutter oder portioniert in kleine Behälter
- Ernährungsvorteile: Äpfel sind reich an Ballaststoffen und Vitaminen, während Mandelbutter gesunde Fette und Proteine hinzufügt.

10. SAMEN UND EDAMAME

- Gemischte Samen (z. B. Kürbiskerne, Sonnenblumenkerne) Edamame (gedämpft und leicht gesalzen)
- Ernährungsvorteile: Samen sind reich an gesunden Fetten und Mineralien, während Edamame pflanzliches Protein und Ballaststoffe bietet.

TIPPS:
- Zubereitung: Portionieren Sie die Snacks in Behältern oder Tüten, damit Sie sie bequem mitnehmen und mitnehmen können.
- Ausgewogene Ernährung: Achten Sie auf Snacks, die eine Kombination aus Eiweiß, gesunden Fetten und Ballaststoffen enthalten, um einen stabilen Blutzuckerspiegel aufrechtzuerhalten.
- Flüssigkeitszufuhr: Kombinieren Sie Snacks mit Wasser oder Kräutertee, um den ganzen Tag über hydriert zu bleiben.

Diese einfachen Snack-Ideen zum Mitnehmen sind praktisch, nahrhaft und für Senioren mit Diabetes geeignet. Integrieren Sie diese Snacks in Ihren Alltag für anhaltende Energie und allgemeines Wohlbefinden!

GEMISCHTE NÜSSE UND SAMEN

Gemischte Nüsse und Samen ergeben einen sättigenden und nahrhaften Snack voller gesunder Fette, Proteine und essentieller Nährstoffe. Hier ist eine einfache, aber köstliche Art, sie zu genießen:

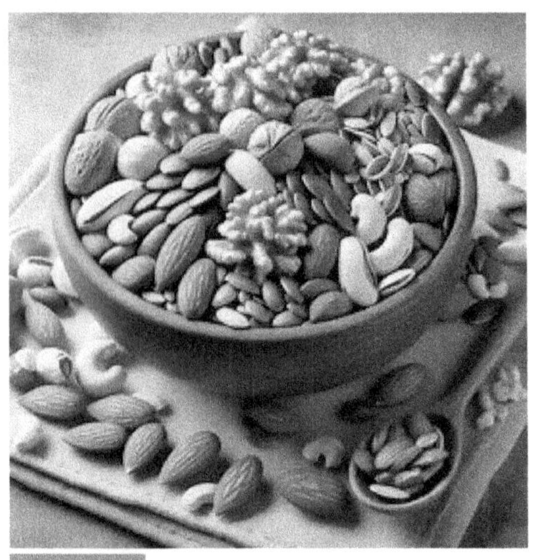

Zutaten:

1. 1/2 Tasse gemischte Nüsse (z. B. Mandeln, Walnüsse, Cashewnüsse)
2. 1/4 Tasse gemischte Samen (z. B. Kürbiskerne, Sonnenblumenkerne)
3. 1/4 TL Meersalz (optional)

Anweisungen:

1. Mischen Sie gemischte Nüsse und Samen in einer Schüssel.
2. Bei Bedarf mit Meersalz bestreuen und vermischen.
3. Portionieren Sie es in kleine Behälter oder Beutel in Snackgröße, damit Sie es bequem mitnehmen und mitnehmen können.

ERNÄHRUNGSVORTEILE:

- Protein: Nüsse und Samen sind ausgezeichnete Quellen für pflanzliches Protein.
- Gesunde Fette: Reich an einfach und mehrfach ungesättigten Fetten, die sich positiv auf die Herzgesundheit auswirken.
- Ballaststoffe: Bietet Ballaststoffe, die die Verdauungsgesundheit fördern und zur Stabilisierung des Blutzuckerspiegels beitragen.

Herzhafte Häppchen

Herzhafte Häppchen sind perfekt, um den Heißhunger zu stillen, ohne Kompromisse bei der Ernährung einzugehen. Hier ist ein Rezept für eine köstliche und diabetesfreundliche Option:

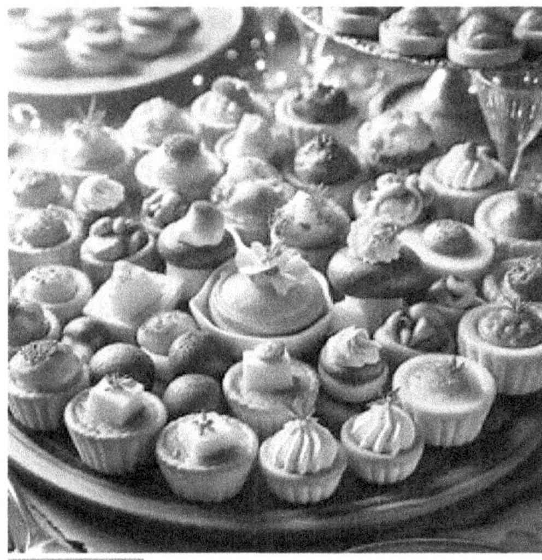

Zutaten:

1. 1 Tasse gekochte Quinoa, abgekühlt
2. 1/2 Tasse gekochte Kichererbsen (oder aus der Dose, abgespült und abgetropft)
3. 1/4 Tasse gehackte Gurke
4. 1/4 Tasse Kirschtomaten, halbiert
5. 2 EL zerbröselter Feta-Käse
6. 2 EL gehackte frische Petersilie oder Koriander
7. Saft von 1/2 Zitrone
8. 1 EL Olivenöl
9. Salz und Pfeffer nach Geschmack

Anweisungen:

1. In einer großen Schüssel Quinoa, Kichererbsen, Gurken, Kirschtomaten, Feta-Käse und Petersilie oder Koriander vermischen.

2. Mit Zitronensaft und Olivenöl beträufeln.

3. Mit Salz und Pfeffer abschmecken.

4. Vorsichtig umrühren, bis alles gut vermischt ist.

5. Sofort servieren oder zum späteren Naschen im Kühlschrank aufbewahren.

ERNÄHRUNGSVORTEILE:

- Quinoa: Ein glutenfreies Vollkorn, das Ballaststoffe, Proteine und essentielle Aminosäuren liefert.
- Kichererbsen: Reich an Proteinen und Ballaststoffen, die bei der Regulierung des Blutzuckerspiegels helfen.
- Gemüse: Gurken und Kirschtomaten liefern Vitamine, Mineralien und Antioxidantien.
- Gesunde Fette: Olivenöl liefert herzgesunde einfach ungesättigte Fette.

TIPPS:

- Portionskontrolle: Teilen Sie beide Snacks in Einzelportionen auf, um die Portionsgrößen effektiv zu steuern.
- Variationen: Passen Sie die herzhaften Häppchen individuell an, indem Sie anderes Gemüse wie Paprika oder Oliven hinzufügen, oder tauschen Sie Quinoa zur Abwechslung durch braunen Reis aus.
- Flüssigkeitszufuhr: Genießen Sie Snacks mit einem Glas Wasser, um den ganzen Tag über hydriert zu bleiben.

Diese gemischten Nüsse und Samen sowie die herzhaften Häppchen sind nahrhafte Optionen, die nachhaltige Energie liefern und die allgemeine Gesundheit von Senioren mit Diabetes unterstützen. Integrieren Sie sie in Ihren Alltag für köstliche und sättigende Snacks!

GEBACKENE ZUCCHINI-CHIPS

Genießen Sie eine gesündere Alternative zu Kartoffelchips mit diesen knusprig gebackenen Zucchinichips:

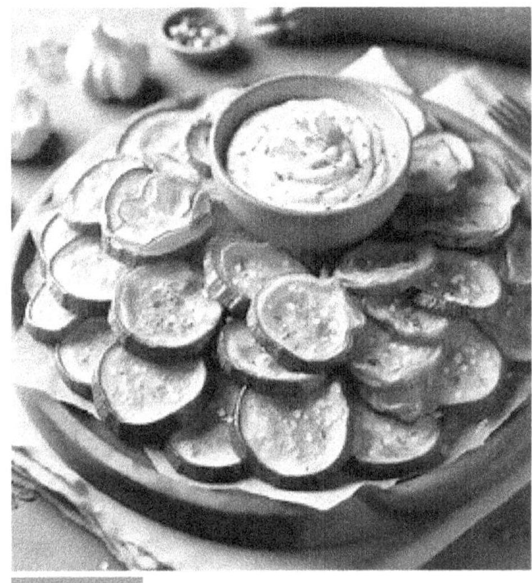

Zutaten:

1. 2 mittelgroße Zucchini, in dünne Scheiben geschnitten
2. 1 EL Olivenöl
3. 1/4 Tasse geriebener Parmesankäse
4. 1/2 TL Knoblauchpulver
5. 1/2 tsp paprika
6. Salz und Pfeffer nach Geschmack

Anweisungen:

1. Heizen Sie den Ofen auf 220 °C (425 °F) vor und legen Sie ein Backblech mit Backpapier aus.

2. In einer Schüssel Zucchinischeiben mit Olivenöl vermengen, bis sie gleichmäßig bedeckt sind.

3. In einer anderen Schüssel Parmesankäse, Knoblauchpulver, Paprika, Salz und Pfeffer vermischen.

4. Tauchen Sie jede Zucchinischeibe in die Parmesanmischung, bestreichen Sie beide Seiten und legen Sie sie in einer einzigen Schicht auf das Backblech.

5. 1520 Minuten backen, dabei nach der Hälfte der Zeit wenden, bis die Chips goldbraun und knusprig sind.

6. Vor dem Servieren etwas abkühlen lassen.

ERNÄHRUNGSVORTEILE:

- Zucchini: Wenig Kalorien und Kohlenhydrate, reich an Ballaststoffen, Vitaminen (wie Vitamin C) und Mineralstoffen.
- Olivenöl: Bietet herzgesunde einfach ungesättigte Fette.
- Parmesankäse: Fügt Protein und Kalzium hinzu.

GEFÜLLTE PAPRIKASCHOTEN

Diese gefüllten Paprikaschoten sind mit einer herzhaften und sättigenden Mischung gefüllt, perfekt für eine gesunde Mahlzeit oder Vorspeise:

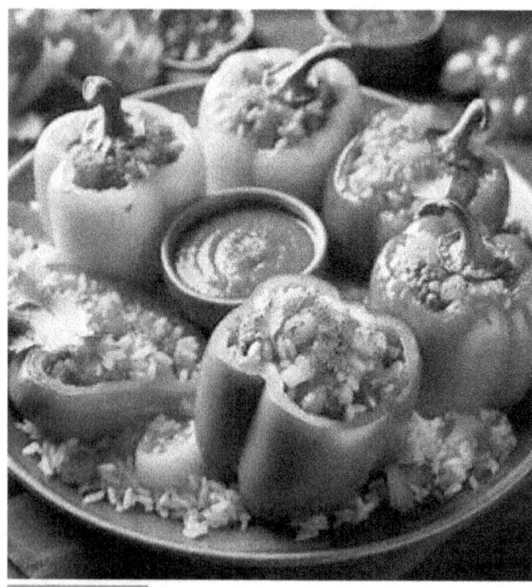

Zutaten:

1. 4 Paprika (jede Farbe), halbiert und entkernt
2. 1 Tasse gekochter Quinoa oder brauner Reis
3. 1 Tasse gekochtes mageres Puten- oder Hühnerhackfleisch (gewürzt mit Kräutern und Gewürzen)
4. 1/2 Tasse schwarze Bohnen, abgespült und abgetropft
5. 1/2 Tasse Maiskörner (frisch oder gefroren)
6. 1/2 Tasse gewürfelte Tomaten
7. 1/2 Tasse geriebener fettarmer Käse (optional)
8. 1 EL Olivenöl
9. 1 TL Chilipulver
10. Salz und Pfeffer nach Geschmack
11. Frischer Koriander oder Petersilie zum Garnieren

Anweisungen:

1. Heizen Sie den Ofen auf 190 °C vor und bereiten Sie eine Auflaufform vor.
2. Olivenöl in einer Pfanne bei mittlerer Hitze erhitzen. Fügen Sie gekochtes Puten- oder Hühnerhackfleisch, schwarze Bohnen, Mais, Tomatenwürfel, Chilipulver, Salz und Pfeffer hinzu. Etwa 5 Minuten kochen, bis es durchgeheizt ist.
3. Gekochten Quinoa oder braunen Reis unterrühren, bis alles gut vermischt ist.
4. Paprikahälften in der Auflaufform anrichten. Die Puten- oder Hühnermischung gleichmäßig in jede Paprikahälfte geben.
5. Mit Folie abdecken und 2530 Minuten backen, oder bis die Paprika weich sind.
6. Folie entfernen, mit geriebenem Käse bestreuen (falls verwendet) und weitere 5 Minuten backen, bis der Käse geschmolzen ist und Blasen bildet.
7. Vor dem Servieren mit frischem Koriander oder Petersilie garnieren.

ERNÄHRUNGSVORTEILE:

- Paprika: Reich an Vitaminen (wie Vitamin C), Mineralien und Antioxidantien.
- Quinoa oder brauner Reis: Bietet Ballaststoffe, Proteine und essentielle Nährstoffe.
- Mageres Protein: Puten- oder Hühnerhackfleisch bietet Protein ohne übermäßiges Fett.
- Gemüse und Bohnen: Fügen Sie Ballaststoffe, Vitamine und Mineralien hinzu, um die allgemeine Gesundheit zu unterstützen.

LEICHTE UND FRISCHE SALATE

Diese leichten und frischen Salate eignen sich perfekt als erfrischende Mahlzeit oder Beilage:

1. MEDITERRANER GURKENSALAT

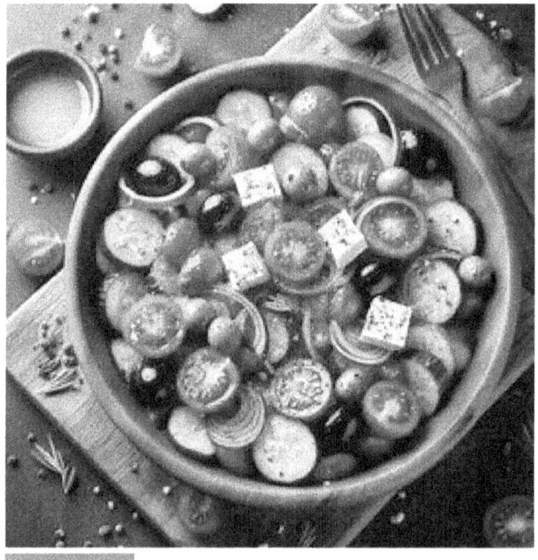

Zutaten:

1. 2 Gurken, in dünne Scheiben geschnitten
2. 1 Tasse Kirschtomaten, halbiert
3. 1/4 Tasse rote Zwiebel, in dünne Scheiben geschnitten
4. 1/4 Tasse Kalamata-Oliven, entkernt und halbiert
5. 1/4 Tasse zerbröckelter Feta-Käse
6. 2 EL natives Olivenöl extra
7. 1 EL Rotweinessig
8. 1 EL frischer Zitronensaft
9. 1 EL gehackter frischer Dill oder Minze
10. Salz und Pfeffer nach Geschmack

Anweisungen:

1. In einer großen Schüssel Gurken, Kirschtomaten, rote Zwiebeln, Kalamata-Oliven und Feta-Käse vermischen.
2. In einer kleinen Schüssel Olivenöl, Rotweinessig, Zitronensaft, gehackten Dill oder Minze, Salz und Pfeffer verrühren.
3. Das Dressing über den Salat gießen und vorsichtig umrühren.
4. Gekühlt oder bei Zimmertemperatur servieren.

ERNÄHRUNGSVORTEILE:

- Gurken: Feuchtigkeitsspendend und kalorienarm, mit Vitaminen und Mineralstoffen.
- Tomaten und Zwiebeln: Bieten Antioxidantien und Vitamine.
- Feta-Käse: Fügt Protein und Kalzium hinzu.
- Olivenöl und Essig: Gesunde Fette und Geschmack.

2. QUINOA-GRÜN-SALAT

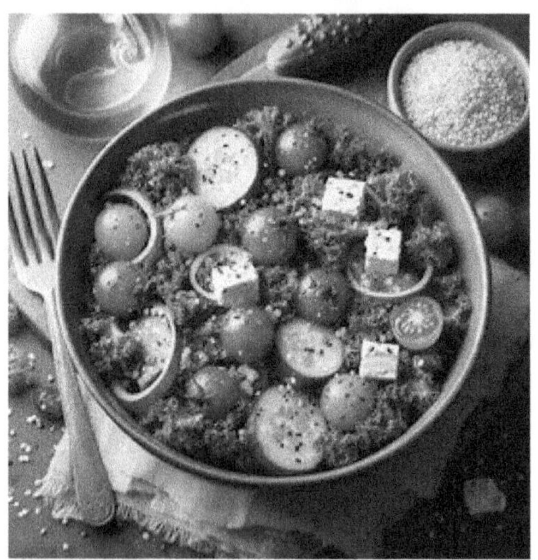

Zutaten:

1. 1 Tasse gekochte Quinoa, abgekühlt
2. 2 Tassen Grünkohlblätter, fein gehackt
3. 1/2 Tasse Kirschtomaten, halbiert
4. 1/2 Tasse Gurke, gewürfelt
5. 1/4 Tasse rote Paprika, gewürfelt
6. 1/4 Tasse zerbröselter Ziegenkäse oder Fetakäse
7. 2 EL natives Olivenöl extra
8. 1 EL Balsamico-Essig
9. 1 EL frischer Zitronensaft
10. Salz und Pfeffer nach Geschmack

Anweisungen:

1. In einer großen Schüssel gekochtes Quinoa, gehackten Grünkohl, Kirschtomaten, Gurke, rote Paprika und zerbröckelten Käse vermischen.

2. In einer kleinen Schüssel Olivenöl, Balsamico-Essig, Zitronensaft, Salz und Pfeffer verrühren.

3. Das Dressing über den Salat gießen und vorsichtig vermischen.

4. Sofort servieren oder für den späteren Genuss im Kühlschrank aufbewahren.

ERNÄHRUNGSVORTEILE:
- Quinoa: Liefert Ballaststoffe, Proteine und essentielle Aminosäuren.
- Grünkohl: Reich an Vitaminen (wie Vitamin K und Vitamin C), Mineralien und Antioxidantien.
- Gemüse und Käse: Fügen Sie Vitamine, Mineralien und Eiweiß hinzu.

TIPPS:
- Zubereitung: Bereiten Sie größere Mengen gebackener Zucchini-Chips, gefüllter Paprika und Salate zu, um die Zubereitung Ihrer Mahlzeiten zu erleichtern und schnelle Optionen zum Mitnehmen zu erhalten.
- Variationen: Passen Sie Rezepte individuell an, indem Sie Ihre Lieblingskräuter, Gewürze oder zusätzliches Gemüse hinzufügen.
- Portionskontrolle: Achten Sie auf die Portionsgrößen, um die Kalorien- und Kohlenhydrataufnahme effektiv zu steuern.

Diese Rezepte für gebackene Zucchini-Chips, gefüllte Paprika und leichte und frische Salate sind nahrhaft, lecker und für Senioren mit Diabetes geeignet. Genießen Sie sie als Teil einer ausgewogenen Ernährung für optimale Gesundheit und Wohlbefinden!

AVOCADO-TOMATEN-SALAT

Genießen Sie die cremige Textur der Avocado gepaart mit saftigen Tomaten in diesem erfrischenden Salat:

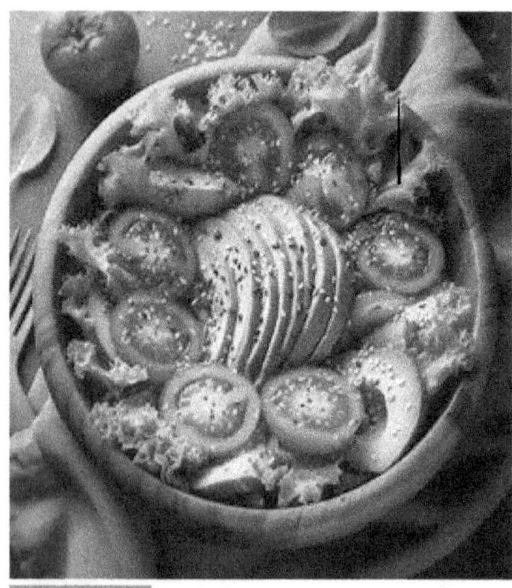

Zutaten:

1. 2 reife Avocados, geschält, entkernt und gewürfelt
2. 1 Tasse Kirschtomaten, halbiert
3. 1/4 Tasse rote Zwiebel, in dünne Scheiben geschnitten
4. 1/4 Tasse frische Basilikumblätter, gehackt (optional)
5. 2 EL natives Olivenöl extra
6. 1 EL Balsamico-Essig
7. Salz und Pfeffer nach Geschmack

Anweisungen:

1. In einer großen Schüssel gewürfelte Avocado, Kirschtomaten, rote Zwiebeln und gehackte Basilikumblätter vermischen.
2. Mit Olivenöl und Balsamico-Essig beträufeln.
3. Mit Salz und Pfeffer abschmecken.
4. Alle Zutaten vorsichtig vermengen.
5. Sofort servieren, nach Belieben mit zusätzlichem Basilikum garniert.

ERNÄHRUNGSVORTEILE:

- Avocado: Bietet gesunde Fette, Ballaststoffe und wichtige Vitamine (wie Vitamin E und Vitamin K).
- Tomaten: Reich an Antioxidantien (wie Lycopin), Vitaminen und Mineralstoffen.
- Olivenöl und Essig: Gesunde Fette und Geschmack ohne Zuckerzusatz.

GURKEN-DILL-SALAT

Genießen Sie die Knusprigkeit der Gurke mit dem erfrischenden Geschmack von Dill in diesem leichten und würzigen Salat:

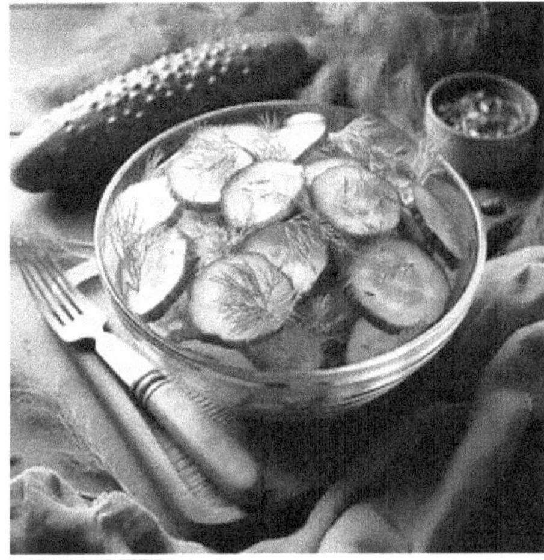

Zutaten:

1. 2 Gurken, in dünne Scheiben geschnitten
2. 1/4 Tasse rote Zwiebel, in dünne Scheiben geschnitten
3. 2 EL frischer Dill, gehackt
4. 1/4 Tasse griechischer Joghurt (einfach, fettarm oder fettfrei)
5. 1 EL Zitronensaft
6. Salz und Pfeffer nach Geschmack

Anweisungen:

1. In einer großen Schüssel dünn geschnittene Gurken, rote Zwiebeln und gehackten Dill vermengen.

2. In einer kleinen Schüssel griechischen Joghurt, Zitronensaft, Salz und Pfeffer verrühren.

3. Das Dressing über die Gurkenmischung gießen.

4. Vorsichtig schwenken, bis alles gut bedeckt ist.

5. Vor dem Servieren mindestens 30 Minuten im Kühlschrank ruhen lassen, damit sich die Aromen vermischen können

ERNÄHRUNGSVORTEILE:

- Gurken: Feuchtigkeitsspendend und kalorienarm, mit Vitaminen und Mineralstoffen.
- Rote Zwiebel: Fügt Geschmack und Antioxidantien hinzu.
- Griechischer Joghurt: Bietet Protein und Probiotika für die Darmgesundheit.
- Dill: Fügt einen frischen und aromatischen Geschmack hinzu.

TIPPS:

Variationen: Fügen Sie den Salaten anderes Gemüse wie Paprika oder Kirschtomaten hinzu, um Farbe und Geschmack zu verleihen.

Gekühlt servieren: Beide Salate lassen sich am besten gekühlt genießen und sind somit eine erfrischende Wahl für heiße Tage oder als Beilage.

Lagerung: Reste bis zu 2 Tage in einem luftdichten Behälter im Kühlschrank aufbewahren.

Diese Rezepte für Avocado-Tomaten-Salat und Gurken-Dill-Salat sind nahrhaft, aromatisch und perfekt für Senioren mit Diabetes. Integrieren Sie sie in Ihre Mahlzeitenfolge für eine erfrischende und sättigende Ergänzung Ihrer Ernährung!

KAPITEL DREI

MITTAGESSEN

1. GEGRILLTER HÜHNERSALAT

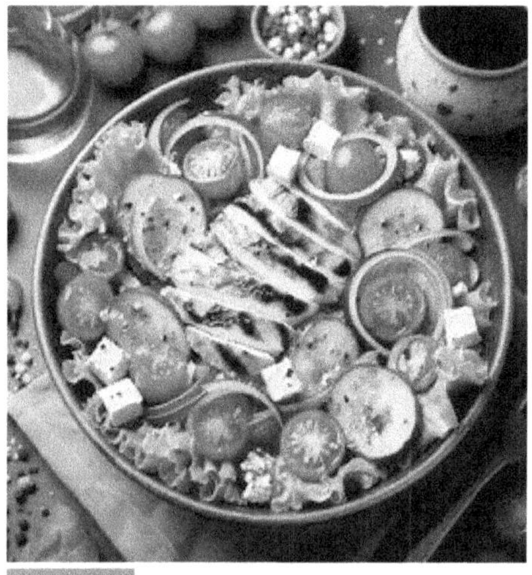

Zutaten:

1. Gegrillte Hähnchenbrust, in Scheiben geschnitten
2. Gemischtes Gemüse (Spinat, Rucola, Salat)
3. Kirschtomaten, halbiert
4. Gurkenscheiben
5. Avocadoscheiben
6. Rote Zwiebel, in dünne Scheiben geschnitten
7. Olivenöl-Balsamico-Dressing (oder Dressing nach Wahl)
8. Optional: Feta-Käse oder Ziegenkäse-Streusel

Anweisungen:

1. Gemischtes Grün auf einem Teller anrichten.
2. Mit gegrillten Hähnchenscheiben, Kirschtomaten, Gurkenscheiben, Avocadoscheiben und roten Zwiebeln belegen.
3. Mit Olivenöl und Balsamico-Dressing beträufeln.
4. Nach Belieben mit Käsestreuseln bestreuen.
5. Frisch servieren und genießen!

ERNÄHRUNGSVORTEILE:

- Bietet mageres Protein aus Huhn.
- Reich an Ballaststoffen und Nährstoffen aus Gemüse.
- Gesunde Fette aus Avocado und Olivenöl.

2. QUINOA UND GEMÜSE BRATEN

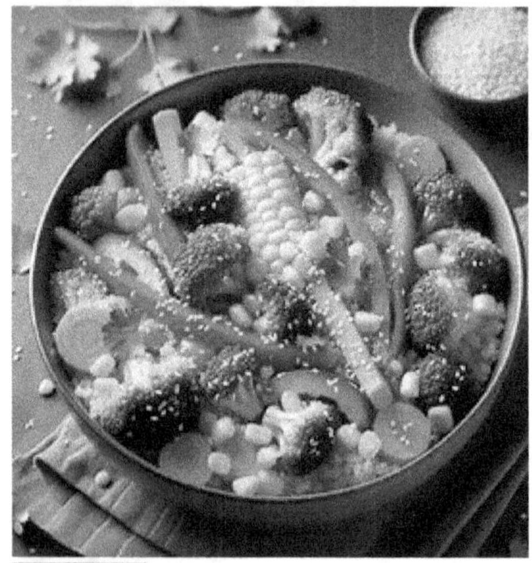

Zutaten:

1 Tasse gekochte Quinoa
Gemischtes Gemüse (Paprika, Brokkoli, Zuckererbsen, Karotten), in Scheiben geschnitten
1 EL Olivenöl
Natriumarme Sojasauce oder Tamari
Knoblauchpulver, Ingwerpulver und schwarzer Pfeffer nach Geschmack
Optional: Gekochte Garnelen oder Tofuwürfel für zusätzliches Protein

Anweisungen:

1. Olivenöl in einer großen Pfanne oder einem Wok bei mittlerer Hitze erhitzen.
2. Gemischtes Gemüse dazugeben und unter Rühren anbraten, bis es weich und knusprig ist.
3. Gekochtes Quinoa hinzufügen und mit Knoblauchpulver, Ingwerpulver und schwarzem Pfeffer würzen.
4. Mit natriumarmer Sojasauce oder Tamari beträufeln und vermengen.
5. Bei Verwendung gekochte Garnelen oder Tofuwürfel hinzufügen und erhitzen.
6. Heiß servieren und genießen!

ERNÄHRUNGSVORTEILE:

- Quinoa liefert Protein, Ballaststoffe und essentielle Aminosäuren.
- Gemüse liefert Vitamine, Mineralien und Ballaststoffe.
- Gesunde Fette aus Olivenöl.

3. LACHS- UND SPARGELFOLIENPAKETE

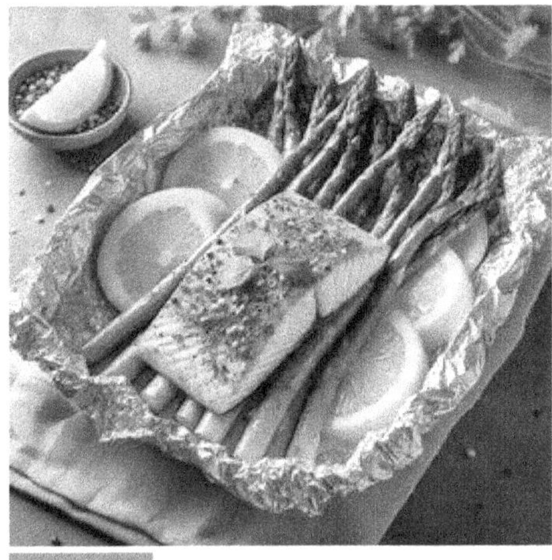

Zutaten:

1. Lachsfilets
2. Spargelstangen, geputzt
3. Zitronenscheiben
4. Frischer Dill oder Petersilie, gehackt
5. Olivenöl
6. Salz und Pfeffer nach Geschmack

Anweisungen:

1. Heizen Sie den Ofen auf 200 °C (400 °F) vor.

2. Jedes Lachsfilet auf ein Stück Alufolie legen.

3. Spargelstangen um den Lachs legen.

4. Lachs und Spargel mit Olivenöl beträufeln.

5. Mit Salz, Pfeffer und frischen Kräutern würzen.

6. Zitronenscheiben darauflegen.

7. Falten Sie die Folie über den Lachs und den Spargel, sodass Päckchen entstehen.

8. 1520 Minuten backen, bis der Lachs gar ist und der Spargel zart ist.

9. Heiß servieren und genießen!

ERNÄHRUNGSVORTEILE:

- Lachs liefert Omega-3-Fettsäuren und Protein.
- Spargel ist reich an Ballaststoffen, Vitaminen (wie Folsäure und Vitamin K) und Antioxidantien.
- Olivenöl fügt gesunde Fette hinzu.

4. Truthahn- und Hummus-Wrap

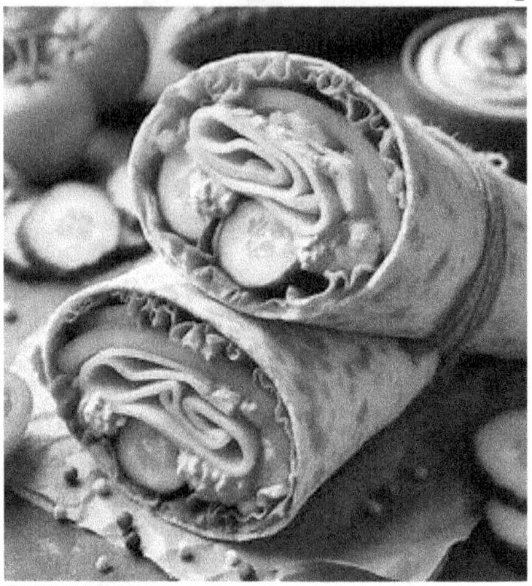

1. Vollkorn-Tortilla-Wrap
2. Geschnittene Putenbrust
3. Hummus
4. Babyspinatblätter
5. In Scheiben geschnittene Gurke
6. Geschnittene rote Paprika
7. Optional: In dünne Scheiben geschnittene rote Zwiebeln

1. Legen Sie den Tortilla-Wrap flach auf einen Teller.
2. Eine Schicht Hummus auf der Tortilla verteilen.
3. Mit geschnittener Putenbrust, Babyspinatblättern, Gurkenscheiben, roten Paprikascheiben und gegebenenfalls roten Zwiebeln belegen.
4. Rollen Sie die Tortilla fest auf.
5. Bei Bedarf diagonal halbieren.
6. Für ein tragbares Mittagessen frisch servieren oder in Folie einwickeln.

ERNÄHRUNGSVORTEILE:

- Vollkorn-Tortilla liefert Ballaststoffe und komplexe Kohlenhydrate.
- Truthahn ist eine magere Proteinquelle.
- Hummus liefert Eiweiß und gesunde Fette, während Gemüse Vitamine und Mineralstoffe liefert.

TIPPS:

- Ausgewogene Mahlzeiten: Nehmen Sie zum Mittagessen eine Kombination aus magerem Eiweiß, ballaststoffreichen Kohlenhydraten (wie Gemüse und Vollkorn) und gesunden Fetten auf.
- Portionskontrolle: Achten Sie auf die Portionsgrößen, um den Blutzuckerspiegel effektiv zu kontrollieren.
- Essenszubereitung: Bereiten Sie die Zutaten im Voraus vor, um an arbeitsreichen Tagen eine schnelle und einfache Zubereitung zu ermöglichen.

Diese Mittagsideen sollen ausgewogen, sättigend und für Senioren mit Diabetes geeignet sein. Genießen Sie diese nahrhaften Mahlzeiten als Teil eines gesunden Ernährungsplans!

Suppen und Eintöpfe sind beruhigend, nahrhaft und können leicht an eine diabetesfreundliche Ernährung angepasst werden. Hier sind zwei leckere Rezepte:

LINSEN- UND GEMÜSESUPPE

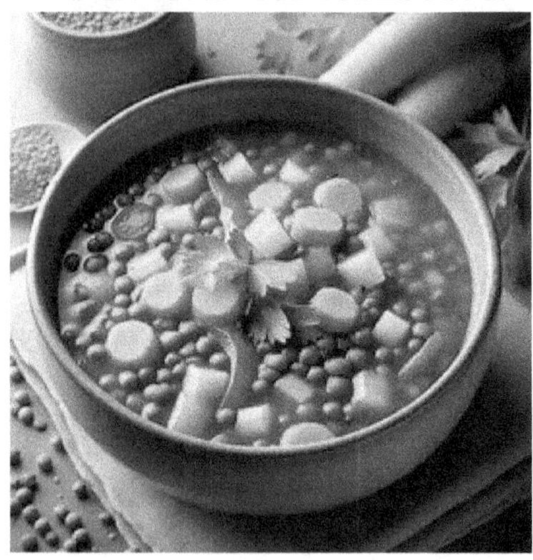

Zutaten:

1. 1 Tasse getrocknete Linsen, abgespült und abgetropft
2. 1 Zwiebel, gewürfelt
3. 2 Karotten, gewürfelt
4. 2 Selleriestangen, gewürfelt
5. 2 Knoblauchzehen, gehackt
6. 1 Dose (14 oz) gewürfelte Tomaten
7. 6 Tassen natriumarme Gemüse- oder Hühnerbrühe
8. 1 TL getrockneter Thymian
9. 1 TL getrockneter Oregano
10. Salz und Pfeffer nach Geschmack
11. 2 Tassen Babyspinatblätter
12. Frische Petersilie, gehackt (zum Garnieren)
13. Olivenöl (optional)

Anweisungen:

1. In einem großen Topf Olivenöl bei mittlerer Hitze erhitzen (optional).
2. Gewürfelte Zwiebeln, Karotten, Sellerie und Knoblauch hinzufügen. Anbraten, bis das Gemüse weich ist, etwa 57 Minuten.
3. Getrocknete Linsen, Tomatenwürfel, Brühe, getrockneten Thymian und getrockneten Oregano unterrühren.
4. Zum Kochen bringen, dann die Hitze auf eine niedrige Stufe reduzieren. Ohne Deckel 2530 Minuten köcheln lassen, oder bis die Linsen weich sind.
5. Mit Salz und Pfeffer abschmecken.
6. Babyspinatblätter einrühren und ca. 12 Minuten kochen, bis sie zusammengefallen sind.
7. In Schüsseln füllen, mit gehackter frischer Petersilie garnieren und heiß servieren.

ERNÄHRUNGSVORTEILE:

- Linsen: Reich an Ballaststoffen, Proteinen und essentiellen Nährstoffen.
- Gemüse: Karotten, Sellerie und Spinat liefern Vitamine, Mineralien und Antioxidantien.

- Brühe: Optionen mit niedrigem Natriumgehalt helfen, die Salzaufnahme zu kontrollieren.

HÜHNCHEN-QUINOA-EINTOPF

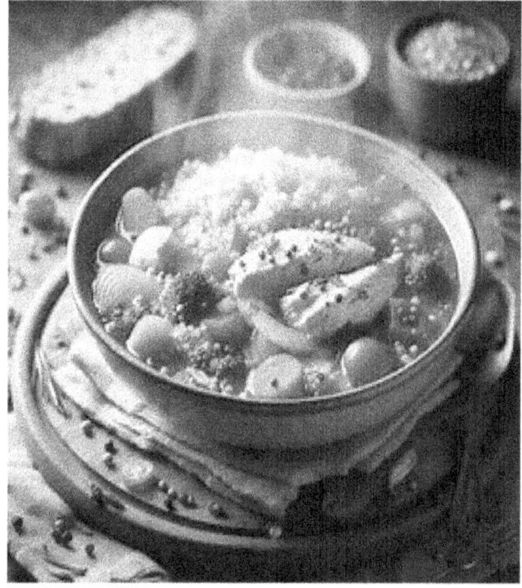

1. 1 Pfund Hähnchenbrust oder -schenkel ohne Knochen und Haut, in Würfel geschnitten
2. 1 Tasse gekochte Quinoa
3. 2 Karotten, gewürfelt
4. 2 Selleriestangen, gewürfelt
5. 1 Zwiebel, gewürfelt
6. 2 Knoblauchzehen, gehackt
7. 1 Dose (14 oz) gewürfelte Tomaten
8. 6 Tassen natriumarme Hühnerbrühe
9. 1 TL getrockneter Thymian
10. 1 TL getrockneter Rosmarin
11. Salz und Pfeffer nach Geschmack
12. Frische Petersilie, gehackt (zum Garnieren)
13. Olivenöl (optional)

1. In einem großen Topf Olivenöl bei mittlerer Hitze erhitzen (optional).
2. Gewürfelte Zwiebeln, Karotten, Sellerie und Knoblauch hinzufügen. Anbraten, bis das Gemüse weich ist, etwa 57 Minuten.
3. Gewürfeltes Hähnchenfleisch in den Topf geben und ca. 5 Minuten braten, bis es von allen Seiten gebräunt ist.
4. Gewürfelte Tomaten, Hühnerbrühe, getrockneten Thymian und getrockneten Rosmarin unterrühren.
5. Zum Kochen bringen, dann die Hitze reduzieren. Abdecken und 2025 Minuten köcheln lassen, oder bis das Hähnchen gar ist.
6. Gekochtes Quinoa einrühren und weitere 5 Minuten kochen lassen.
7. Mit Salz und Pfeffer abschmecken.
8. In Schüsseln füllen, mit gehackter frischer Petersilie garnieren und heiß servieren.

ERNÄHRUNGSVORTEILE:

- Huhn: Liefert mageres Protein.
- Quinoa: Bietet Ballaststoffe, Proteine und essentielle Aminosäuren.
- Gemüse: Karotten, Sellerie und Zwiebeln liefern Vitamine, Mineralien und Ballaststoffe.
- Brühe: Hühnerbrühe mit niedrigem Natriumgehalt hilft, die Salzaufnahme zu kontrollieren.

TIPPS:

- Gemüsevariationen: Fügen Sie gerne anderes Gemüse wie Paprika, Zucchini oder Spinat hinzu, um Ihre Suppen und Eintöpfe individuell zu gestalten.
- Batch-Kochen: Suppen und Eintöpfe schmecken oft am nächsten Tag besser und können zur einfachen Zubereitung von Mahlzeiten in mehreren Portionen gekocht werden.
- Portionskontrolle: Servieren Sie Suppen und Eintöpfe mit einer Beilage Vollkornbrot oder einem kleinen Salat für eine vollständige Mahlzeit.

Diese herzhaften Rezepte für Linsen- und Gemüsesuppe sowie Hühner- und Quinoa-Eintopf sind nahrhaft, sättigend und perfekt für Senioren mit Diabetes. Genießen Sie diese wohltuenden Gerichte als Teil einer ausgewogenen Ernährung!

ZUFRIEDENSTELLENDE SANDWICHES UND WRAPS

Sandwiches und Wraps können sowohl sättigend als auch nahrhaft sein und eine ausgewogene Mahlzeit zum Mittag- oder Abendessen bieten. Hier sind zwei diabetesfreundliche Rezepte:

Truthahn-Avocado-Wrap

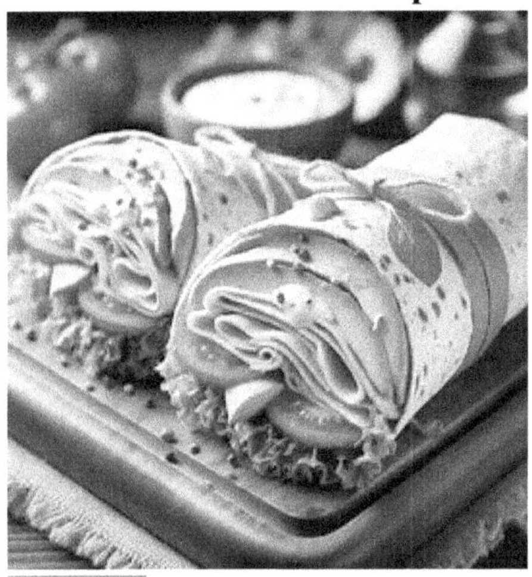

Zutaten:

Vollkorn-Tortilla-Wrap
Geschnittene Putenbrust
1/2 Avocado, in Scheiben geschnitten
Babyspinatblätter
Geschnittene Tomate
Geschnittene rote Zwiebel (optional)
Senf oder Hummus (optional zum Bestreichen)

Anweisungen:

1. Den Vollkorn-Tortilla-Wrap flach auf einen Teller legen.
2. Eine dünne Schicht Senf oder Hummus auf der Tortilla verteilen (optional).
3. Aufgeschnittene Putenbrust, Avocadoscheiben, Babyspinatblätter, Tomatenscheiben und ggf. rote Zwiebeln schichten.
4. Rollen Sie die Tortilla fest auf.
5. Bei Bedarf diagonal halbieren.
6. Für ein tragbares Mittagessen frisch servieren oder in Folie einwickeln.

ERNÄHRUNGSVORTEILE:

- Vollkorn-Tortilla: Bietet Ballaststoffe und komplexe Kohlenhydrate.
- Türkei: Magere Proteinquelle.
- Avocado: Gesunde Fette, Ballaststoffe und wichtige Vitamine.
- Gemüse: Spinat, Tomate und rote Zwiebel liefern Vitamine, Mineralien und Ballaststoffe.

Kichererbsen-Salat-Sandwich

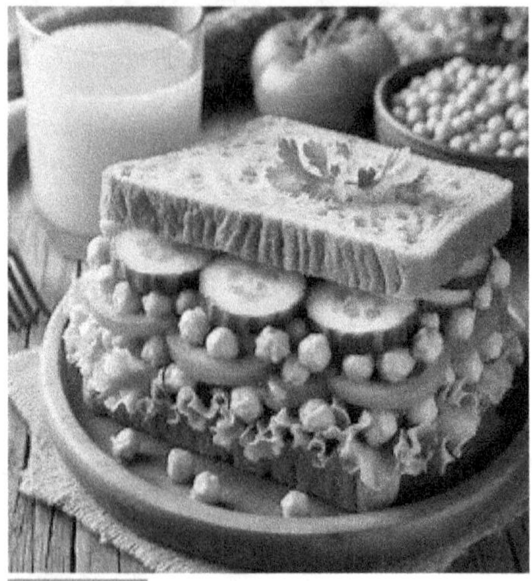

1 Dose (15 oz) Kichererbsen, abgespült und abgetropft

1/4 Tasse griechischer Naturjoghurt (fettarm oder fettfrei)

1 EL Dijon-Senf

1 Selleriestange, fein gehackt

1/4 Tasse rote Paprika, fein gehackt

1/4 Tasse rote Zwiebel, fein gehackt

2 EL frische Petersilie, gehackt

Salz und Pfeffer nach Geschmack

Vollkornbrot oder Vollkorn-Sandwichbrötchen

1. Kichererbsen in einer Rührschüssel mit einer Gabel oder einem Kartoffelstampfer zerdrücken, bis sie teilweise zerdrückt sind.

2. Griechischen Joghurt, Dijon-Senf, Sellerie, rote Paprika, rote Zwiebeln und Petersilie hinzufügen.

3. Rühren, bis alles gut vermischt ist. Mit Salz und Pfeffer abschmecken.

4. Kichererbsensalatmischung auf Vollkornbrot oder Sandwichbrötchen verteilen.

5. Nach Belieben mit Salatblättern und Tomatenscheiben belegen.

6. Sofort servieren oder für ein tragbares Mittagessen in Folie einwickeln.

ERNÄHRUNGSVORTEILE:

- Kichererbsen: Reich an Ballaststoffen und pflanzlichem Protein.
- Griechischer Joghurt: Fügt Protein und Cremigkeit hinzu.
- Gemüse: Sellerie, rote Paprika, rote Zwiebeln und Petersilie liefern Vitamine, Mineralien und Antioxidantien.
- Vollkornbrot: Bietet Ballaststoffe und komplexe Kohlenhydrate.

TIPPS:

- Variationen: Gestalten Sie Sandwiches und Wraps individuell mit Ihrem Lieblingsgemüse, Kräutern oder Aufstrichen wie Hummus oder Pesto.
- Portionskontrolle: Wählen Sie Vollkornprodukte für Sandwiches und Wraps, um den Blutzuckerspiegel zu kontrollieren.
- Beilagensalat: Servieren Sie Sandwiches und Wraps mit einem Beilagensalat oder frischem Obst für eine komplette Mahlzeit.

Diese Sandwich-Rezepte mit Truthahn-Avocado-Wrap und Kichererbsensalat sind köstlich, sättigend und perfekt für Senioren mit Diabetes. Genießen Sie diese ausgewogenen Mahlzeiten als Teil eines gesunden Ernährungsplans!

Schüssel mit Quinoa und schwarzen Bohnen

Genießen Sie eine nahrhafte und ausgewogene Mahlzeit mit diesem geschmackvollen Quinoa- und schwarzen Bohnen-Bowl-Rezept:

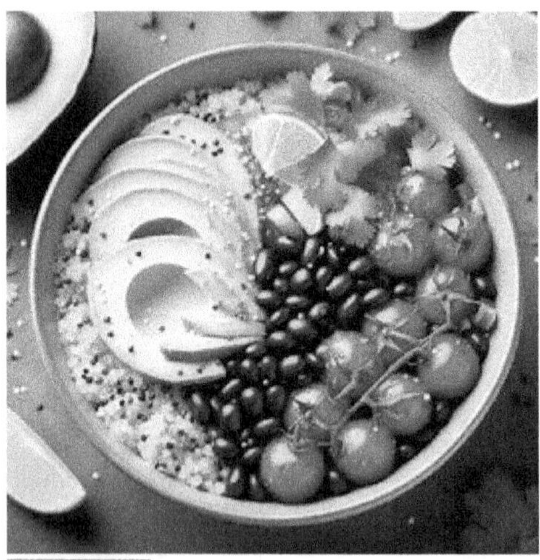

Zutaten:

1 Tasse gekochte Quinoa

1 Tasse schwarze Bohnen aus der Dose, abgespült und abgetropft

1 Tasse gemischtes Gemüse (wie Paprika, Mais und Kirschtomaten), gehackt

1/2 Avocado, in Scheiben geschnitten

Frischer Koriander, gehackt (zum Garnieren)

Limettenschnitze (zum Servieren)

Optionale Beläge: Salsa, griechischer Joghurt, geriebener Käse

Anweisungen:

1. In einer Schüssel oder Servierplatte gekochtes Quinoa, schwarze Bohnen und gemischtes Gemüse schichten.

2. Mit geschnittener Avocado belegen.

3. Mit gehacktem frischem Koriander garnieren.

4. Mit Limettenschnitzen als Beilage zum Auspressen über der Schüssel servieren.

5. Optional: Für zusätzlichen Geschmack einen Klecks Salsa oder griechischen Joghurt hinzufügen oder mit geriebenem Käse bestreuen.

ERNÄHRUNGSVORTEILE:

- Quinoa: Liefert Ballaststoffe, Proteine und essentielle Aminosäuren.
- Schwarze Bohnen: Reich an Ballaststoffen, Proteinen und Antioxidantien.
- Gemischtes Gemüse: Paprika, Mais und Tomaten liefern Vitamine, Mineralien und Antioxidantien.
- Avocado: Gesunde Fette, Ballaststoffe und essentielle Vitamine (wie Vitamin E und Vitamin K).

TIPPS:

- Essenszubereitung: Kochen Sie eine Portion Quinoa und bereiten Sie das Gemüse im Voraus vor, damit es während der Mahlzeiten schnell zubereitet werden kann.
- Individualisierung: Passen Sie Ihre Schüssel mit Ihrem Lieblingsgemüse, Ihren Lieblingsbohnen und Toppings ganz nach Ihren Geschmacksvorlieben an.
- Ausgewogene Ernährung: Stellen Sie sicher, dass Ihre Schüssel ein ausgewogenes Verhältnis von Proteinen, Ballaststoffen, gesunden Fetten und Kohlenhydraten für eine sättigende Mahlzeit enthält.

Diese Schüssel mit Quinoa und schwarzen Bohnen ist eine vielseitige und nahrhafte Option für Senioren mit Diabetes und bietet eine ausgewogene Mischung aus Nährstoffen und Aromen. Genießen Sie diese gesunde Mahlzeit als Teil Ihres gesunden Ernährungsplans!

LACHS-GEMÜSE-SCHÜSSEL

Genießen Sie eine köstliche und nahrhafte Schüssel mit Lachs und Gemüse, vollgepackt mit Omega-3-Fettsäuren, Proteinen und essentiellen Nährstoffen:

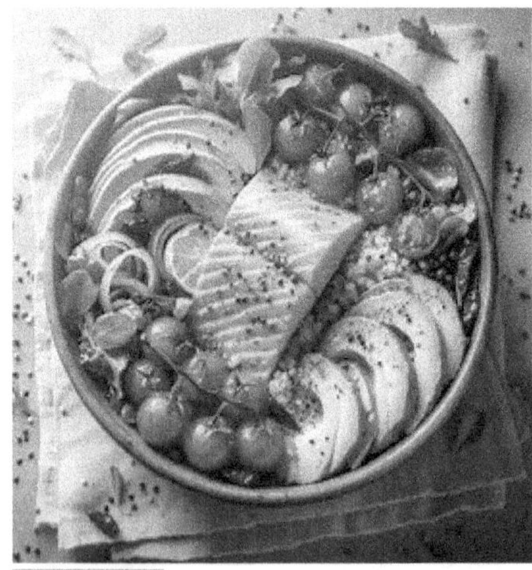

Zutaten:

1 Tasse gekochter Quinoa oder brauner Reis

1 Filet gegrillter oder gebackener Lachs, gewürzt mit Zitronensaft, Olivenöl, Salz und Pfeffer

1 Tasse gemischtes Gemüse (z. B. gedünsteter Brokkoli, Paprika und Karotten)

1/2 Avocado, in Scheiben geschnitten

Frische Petersilie oder Dill, gehackt (zum Garnieren)

Zitronenschnitze (zum Servieren)

Optionale Toppings: Sojasauce, Sesam, griechischer Joghurt

Anweisungen:

1. Quinoa oder braunen Reis nach Packungsanleitung kochen.

2. Lachsfilet mit Zitronensaft, Olivenöl, Salz und Pfeffer würzen. Grillen oder backen, bis alles gar ist.

3. In einer Schüssel oder Servierplatte gekochtes Quinoa oder braunen Reis, gemischtes Gemüse und geschnittene Avocado schichten.

4. Mit gegrilltem oder gebackenem Lachs belegen.

5. Mit gehackter frischer Petersilie oder Dill garnieren.

6. Mit Zitronenschnitzen als Beilage zum Auspressen über der Schüssel servieren.

7. Optional: Mit Sojasauce beträufeln, mit Sesamkörnern bestreuen oder für zusätzlichen Geschmack einen Klecks griechischen Joghurt hinzufügen.

ERNÄHRUNGSVORTEILE:
- Lachs: Reich an Omega-3-Fettsäuren, die sich positiv auf die Herzgesundheit auswirken.
- Quinoa oder brauner Reis: Bietet Ballaststoffe, Proteine und essentielle Nährstoffe.
- Gemischtes Gemüse: Brokkoli, Paprika und Karotten liefern Vitamine, Mineralien und Antioxidantien.
- Avocado: Gesunde Fette, Ballaststoffe und essentielle Vitamine (wie Vitamin E und Vitamin K).

TIPPS:
- Zubereitung: Bereiten Sie Quinoa oder braunen Reis zu und kochen Sie den Lachs im Voraus, damit er während der Mahlzeiten schnell zubereitet werden kann.
- Variationen: Passen Sie Ihre Schüssel mit verschiedenen Gemüsesorten, Getreidesorten oder Gewürzen an Ihre Vorlieben an.
- Ausgewogene Mahlzeit: Stellen Sie sicher, dass Ihre Schüssel eine Mischung aus Proteinen, ballaststoffreichen Kohlenhydraten, gesunden Fetten und Gemüse enthält, um eine ausgewogene und sättigende Mahlzeit zu erhalten.

Diese Schüssel mit Lachs und Gemüse ist eine nahrhafte und geschmackvolle Option für Senioren mit Diabetes, da sie wichtige Nährstoffe liefert und die allgemeine Gesundheit unterstützt. Genießen Sie diese vollwertige Mahlzeit als Teil Ihrer ausgewogenen Ernährung!

KAPITEL VIER

IDEEN FÜR DAS ABENDESSEN

1. GEGRILLTE HÄHNCHEN- UND GEMÜSESPIEßE

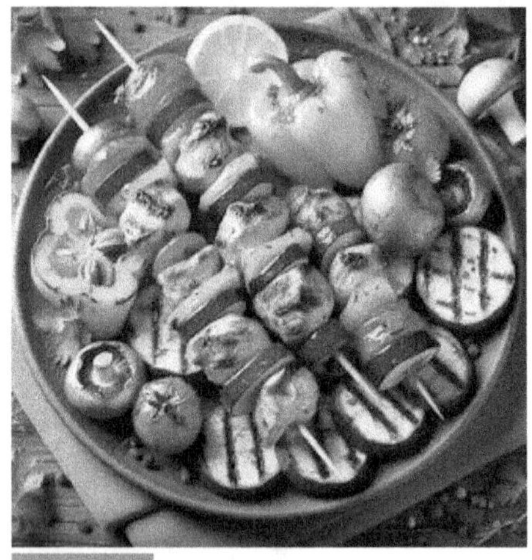

Zutaten:

Hähnchenbrust, in Würfel schneiden
Paprika (rot, gelb und grün), in Stücke schneiden
Rote Zwiebel, in Spalten geschnitten
Kirschtomaten
Zucchini, in Scheiben geschnitten
Olivenöl
Zitronensaft
Knoblauchpulver, Paprika, Salz und Pfeffer nach Geschmack

Anweisungen:

1. Den Grill auf mittlere Hitze vorheizen.
2. In einer Schüssel Hähnchenwürfel mit Olivenöl, Zitronensaft, Knoblauchpulver, Paprika, Salz und Pfeffer vermischen. Gut mischen.
3. Marinierte Hähnchenwürfel abwechselnd mit Paprika, roten Zwiebeln, Kirschtomaten und Zucchinischeiben auf Spieße stecken.
4. Die Spieße 1015 Minuten lang grillen und dabei gelegentlich wenden, bis das Hähnchen gar ist und das Gemüse zart ist.
5. Heiß servieren und genießen!

ERNÄHRUNGSVORTEILE:
- Huhn: Magere Proteinquelle.
- Gemüse: Paprika, Tomaten, Zwiebeln und Zucchini liefern Vitamine, Mineralien und Ballaststoffe.
- Olivenöl und Zitronensaft: Gesunde Fette und Geschmack ohne Zuckerzusatz.

2. GARNELEN UND GEMÜSE BRATEN

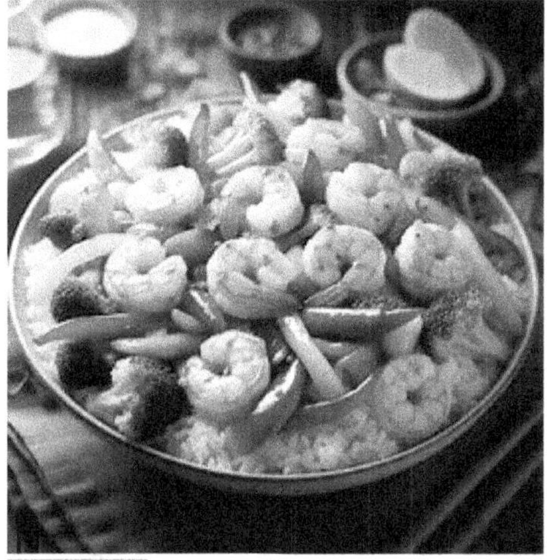

Zutaten:

1. Garnelen, geschält und entdarmt
2. Gemischtes Gemüse (wie Brokkoli, Zuckererbsen, Karotten und Paprika), in Scheiben geschnitten
3. Knoblauchzehen, gehackt
4. Geriebener Ingwer
5. Natriumarme Sojasauce oder Tamari
6. Olivenöl
7. Brauner Reis oder Quinoa (optional, zum Servieren)

Anweisungen:

1. Olivenöl in einer großen Pfanne oder einem Wok bei mittlerer Hitze erhitzen.

2. Gehackten Knoblauch und geriebenen Ingwer hinzufügen. 1 Minute anbraten, bis es duftet.

3. Geben Sie die Garnelen in die Pfanne und kochen Sie sie etwa 34 Minuten lang, bis sie rosa und undurchsichtig sind.

4. Mischgemüse dazugeben und etwa 57 Minuten unter Rühren anbraten, bis es weich und knusprig ist.

5. Sojasauce oder Tamari mit niedrigem Natriumgehalt einrühren und je nach Geschmack anpassen.

6. Gebratene Garnelen und Gemüse auf Wunsch über braunem Reis oder Quinoa servieren.

ERNÄHRUNGSVORTEILE:

- Garnelen: Kalorienarm und proteinreich.
- Gemüse: Brokkoli, Zuckererbsen, Karotten und Paprika liefern Vitamine, Mineralien und Antioxidantien.
- Knoblauch und Ingwer: Fügen Geschmack hinzu und haben potenzielle gesundheitliche Vorteile.

3. VEGETARISCH GEFÜLLTE PAPRIKA

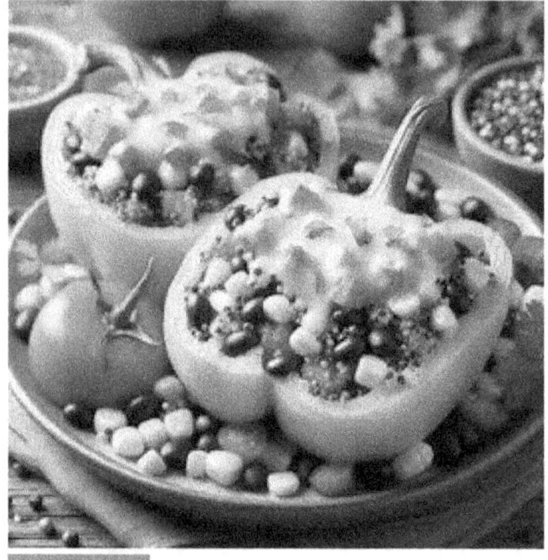

Paprika (jede Farbe), halbiert und entkernt
Quinoa oder brauner Reis, gekocht
Schwarze Bohnen, abgespült und abgetropft
Maiskörner (frisch oder gefroren)
Gewürfelte Tomaten
Rote Zwiebel, gewürfelt
Knoblauchpulver, Kreuzkümmel, Paprika,
Salz und Pfeffer nach Geschmack
Geriebener Käse (optional)

Anweisungen:

1. Heizen Sie den Ofen auf 190 °C vor und bereiten Sie eine Auflaufform vor.
2. In einer großen Schüssel gekochtes Quinoa oder braunen Reis, schwarze Bohnen, Maiskörner, Tomatenwürfel, rote Zwiebeln und Gewürze vermischen.
3. Die Mischung gleichmäßig in die halbierten Paprikaschoten verteilen.
4. Optional: Streuen Sie geriebenen Käse über jede gefüllte Paprika.
5. Mit Folie abdecken und 2530 Minuten backen, oder bis die Paprika weich sind.
6. Folie entfernen und weitere 5 Minuten backen, bis der Käse geschmolzen ist und Blasen bildet.
7. Heiß servieren und genießen!

ERNÄHRUNGSVORTEILE:

- Quinoa oder brauner Reis: Bietet Ballaststoffe, Proteine und essentielle Nährstoffe.
- Schwarze Bohnen und Mais: Reich an Ballaststoffen, Proteinen und Antioxidantien.
- Paprika: Reich an Vitaminen (wie Vitamin C), Mineralien und Antioxidantien.

TIPPS:

- Ausgewogener Teller: Fügen Sie Ihrem Abendessen eine Kombination aus magerem Eiweiß (wie Huhn oder Garnelen), ballaststoffreichen Kohlenhydraten (aus Gemüse oder Vollkorn) und gesunden Fetten (wie Olivenöl oder Avocado) hinzu.
- Portionskontrolle: Achten Sie auf die Portionsgrößen, um den Blutzuckerspiegel effektiv zu kontrollieren.

- Essenszubereitung: Planen und bereiten Sie die Zutaten im Voraus vor, um an geschäftigen Abenden eine schnelle und einfache Zubereitung zu ermöglichen.

Hier sind zwei köstliche und nahrhafte proteinreiche Hauptgerichte, die perfekt für Senioren mit Diabetes sind:

GEGRILLTES HÄHNCHEN MIT GEDÄMPFTEM GEMÜSE

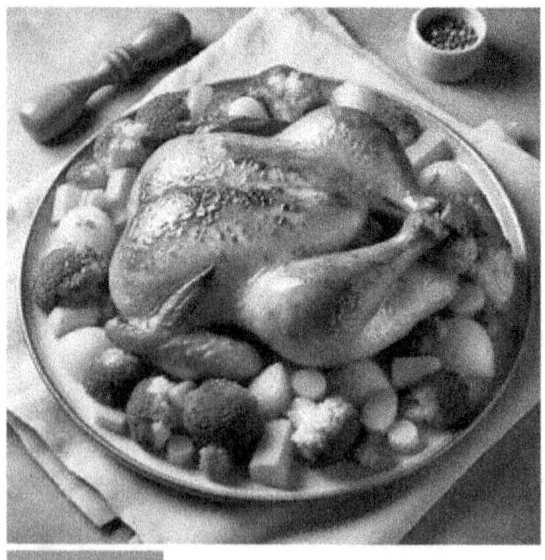

Zutaten:

1. 2 Hähnchenbrüste ohne Knochen und Haut
2. 1 EL Olivenöl
3. 1 Zitrone, entsaftet
4. 2 Knoblauchzehen, gehackt
5. 1 TL getrockneter Thymian
6. Salz und Pfeffer nach Geschmack
7. 1 Tasse Brokkoliröschen
8. 1 Tasse Karottenscheiben
9. 1 Tasse grüne Bohnen

Anweisungen:

1. Hähnchen marinieren:

- In einer Schüssel Olivenöl, Zitronensaft, gehackten Knoblauch, getrockneten Thymian, Salz und Pfeffer vermischen.
- Hähnchenbrust in die Schüssel geben und gut mit der Marinade bestreichen.
- Lassen Sie das Hähnchen mindestens 30 Minuten im Kühlschrank marinieren

2. GRILLEN SIE DAS HUHN:

- Den Grill auf mittlere bis hohe Hitze vorheizen.
- Grillen Sie die Hähnchenbrüste auf jeder Seite 67 Minuten lang oder bis sie vollständig gegart sind und die Innentemperatur 165 °F (74 °C) erreicht.
- Vom Grill nehmen und vor dem Schneiden einige Minuten ruhen lassen.

3. GEMÜSE DÄMPFEN:

- Während das Hähnchen grillt, dämpfen Sie Brokkoli, Karotten und grüne Bohnen etwa 57 Minuten lang, bis sie weich, aber noch knusprig sind.
- Das gedünstete Gemüse mit einer Prise Salz und Pfeffer würzen.

4. SERVIEREN:

- Die gegrillten Hähnchenscheiben neben dem gedünsteten Gemüse anrichten. Heiß servieren und genießen!

ERNÄHRUNGSVORTEILE:

- Huhn: Eine magere Proteinquelle, die zum Erhalt der Muskelmasse beiträgt.
- Gemüse: Brokkoli, Karotten und grüne Bohnen liefern wichtige Vitamine, Mineralien und Ballaststoffe.

GEBACKENER LACHS MIT SPARGEL

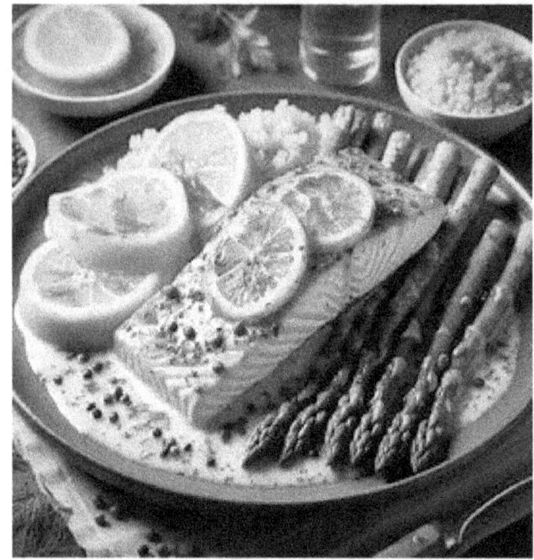

1. 2 Lachsfilets
2. 1 EL Olivenöl
3. 1 Zitrone, in Scheiben geschnitten
4. 2 Knoblauchzehen, gehackt
5. 1 TL getrockneter Dill
6. Salz und Pfeffer nach Geschmack
7. 1 Bund Spargel, geputzt

Anweisungen:

1. Bereiten Sie den Lachs vor:
2. Heizen Sie den Ofen auf 400 °F (200 °C) vor.
3. Lachsfilets auf ein mit Backpapier ausgelegtes Backblech legen.
4. Olivenöl über den Lachs träufeln und mit gehacktem Knoblauch, getrocknetem Dill, Salz und Pfeffer bestreuen.
5. Zitronenscheiben auf die Lachsfilets legen.

2. GEBACKENEN LACHS:

- Im vorgeheizten Ofen 1215 Minuten backen oder bis der Lachs undurchsichtig ist und sich mit einer Gabel leicht zerbröseln lässt.

3. SPARGEL VORBEREITEN:

- Während der Lachs backt, legen Sie den geschnittenen Spargel auf ein separates Backblech.
- Mit Olivenöl beträufeln und mit Salz und Pfeffer würzen.
- Im Ofen neben dem Lachs etwa 1012 Minuten braten, oder bis er weich ist.

4. SERVIEREN:

- Die gebackenen Lachsfilets mit dem gerösteten Spargel anrichten. Heiß servieren und genießen!

ERNÄHRUNGSVORTEILE:
- Lachs: Reich an Omega-3-Fettsäuren, die sich positiv auf die Herzgesundheit auswirken.
- Spargel: Reich an Vitaminen (wie Folsäure und Vitamin K), Mineralien und Ballaststoffen.

TIPPS:
- Marinieren: Marinieren Sie das Hähnchen länger, um den Geschmack und die Zartheit zu verbessern.
- Garen im Ofen: Wenn Sie möchten, können Sie das Hähnchen auch backen, anstatt es zu grillen.
- Gemüsesorten: Ersetzen oder fügen Sie andere Lieblingsgemüse wie Paprika, Zucchini oder Rosenkohl hinzu.

Diese proteinreichen Hauptgerichte sind nahrhaft, einfach zuzubereiten und perfekt für die Aufrechterhaltung einer ausgewogenen Ernährung von Senioren mit Diabetes. Genießen Sie diese gesunden und sättigenden Mahlzeiten!

GESCHMACKVOLLE VEGETARISCHE GERICHTE

Hier sind zwei köstliche und diabetesfreundliche vegetarische Gerichte, die voller Geschmack und Nährstoffe sind:

GEFÜLLTE PORTOBELLO PILZE

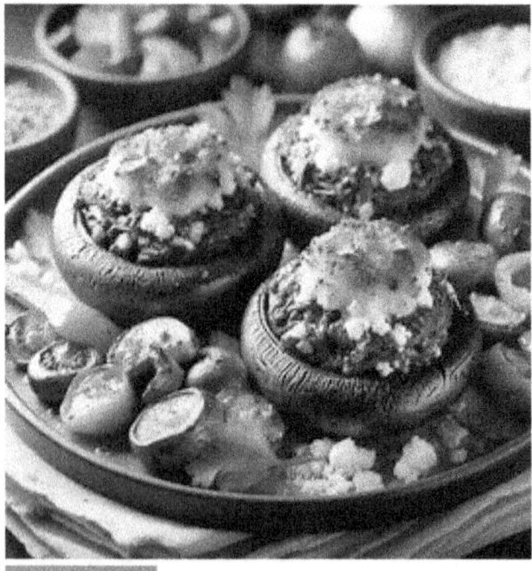

Zutaten:

4 große Portobello-Pilze, Stiele entfernt

1 EL Olivenöl

1 kleine Zwiebel, fein gehackt

2 Knoblauchzehen, gehackt

1 Tasse Spinat, gehackt

1/2 Tasse Kirschtomaten, halbiert

1/4 Tasse Feta-Käse, zerbröselt

Anweisungen:

1. Backofen vorheizen:
   Den Backofen auf 375°F (190°C) vorheizen.

1/4 Tasse Semmelbrösel (Vollkorn oder glutenfrei)

1 EL frische Petersilie, gehackt

Salz und Pfeffer nach Geschmack

2. DIE PILZE VORBEREITEN:

- Die Portobello-Pilzkappen mit Olivenöl bestreichen und mit der Kiemenseite nach oben auf ein Backblech legen.
- Mit einer Prise Salz und Pfeffer würzen.

3. FÜLLUNG VORBEREITEN:

- In einer Pfanne etwas Olivenöl bei mittlerer Hitze erhitzen.
- Die gehackte Zwiebel und den gehackten Knoblauch dazugeben und etwa 34 Minuten anbraten, bis sie weich sind.
- Den gehackten Spinat und die Kirschtomaten hinzufügen und kochen, bis der Spinat zusammengefallen ist.
- Vom Herd nehmen und den zerbröselten Fetakäse, die Semmelbrösel und die gehackte Petersilie unterrühren.
- Mit Salz und Pfeffer abschmecken.

4. DIE PILZE FÜLLEN:

- Die Füllmischung in die Pilzkappen geben und leicht andrücken, um sie gut zu füllen.
- Im vorgeheizten Ofen 2025 Minuten backen, bis die Pilze weich und die Füllung goldbraun sind.

5. SERVIEREN:

- Heiß servieren, nach Belieben mit zusätzlicher Petersilie garniert.

ERNÄHRUNGSVORTEILE:

- Portobello-Pilze: Kalorienarm und reich an Ballaststoffen und Antioxidantien.
- Spinat und Tomaten: Bieten Vitamine, Mineralien und Antioxidantien
- Feta-Käse: Fügt in Maßen Geschmack und Protein hinzu.

LINSEN-SPINAT-CURRY

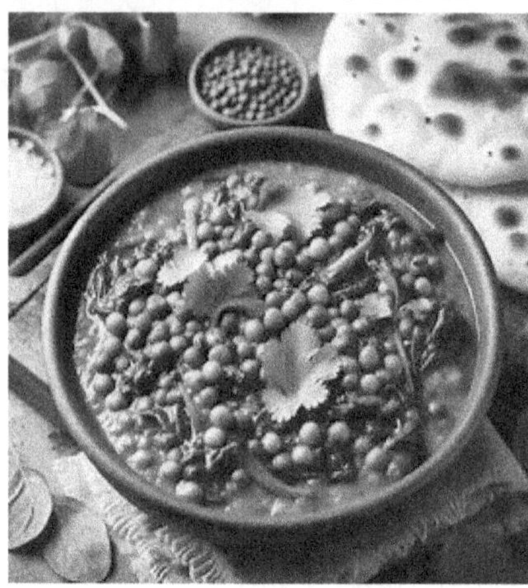

Zutaten:

1. 1 Tasse getrocknete Linsen, abgespült und abgetropft
2. 1 EL Olivenöl
3. 1 Zwiebel, fein gehackt
4. 2 Knoblauchzehen, gehackt
5. 1 EL Ingwer, gerieben
6. 1 Dose (14 oz) gewürfelte Tomaten
7. 1 Dose (14 oz) Kokosmilch (hell)
8. 2 Tassen frischer Spinat, gehackt
9. 2 TL Currypulver
10. 1 TL gemahlener Kreuzkümmel
11. 1/2 TL Kurkuma
12. 1/2 TL gemahlener Koriander
13. Salz und Pfeffer nach Geschmack
14. Frischer Koriander, gehackt (zum Garnieren)
15. Gekochter brauner Reis oder Quinoa (zum Servieren)

Anweisungen:

1. Linsen kochen:

In einem Topf Linsen mit 3 Tassen Wasser vermischen. Zum Kochen bringen, dann die Hitze reduzieren und etwa 20 Minuten köcheln lassen, bis es weich ist. Abtropfen lassen und beiseite stellen.

2. CURRY ZUBEREITEN:

- In einer großen Pfanne oder einem Topf Olivenöl bei mittlerer Hitze erhitzen.
- Gehackte Zwiebeln, gehackten Knoblauch und geriebenen Ingwer hinzufügen und ca. 5 Minuten anbraten, bis die Zwiebel glasig ist.
- Currypulver, gemahlenen Kreuzkümmel, Kurkuma und gemahlenen Koriander einrühren und weitere 12 Minuten kochen lassen, bis es duftet.
- Die gewürfelten Tomaten und die Kokosmilch hinzufügen und verrühren.
- Zum Kochen bringen und etwa 10 Minuten kochen lassen, damit sich die Aromen vermischen.

3. LINSEN UND SPINAT HINZUFÜGEN:

- Die gekochten Linsen und den gehackten Spinat unterrühren und kochen, bis der Spinat zusammenfällt und alles durchgewärmt ist.

- Mit Salz und Pfeffer abschmecken.

4. SERVIEREN:
- Servieren Sie das Linsen-Spinat-Curry über gekochtem braunem Reis oder Quinoa.
- Mit gehacktem frischem Koriander garnieren.

ERNÄHRUNGSVORTEILE:
- Linsen: Reich an Ballaststoffen, Proteinen und essentiellen Nährstoffen.
- Spinat: Reich an Vitaminen, Mineralien und Antioxidantien.
- Kokosmilch: Fügt Cremigkeit und gesunde Fette in Maßen hinzu.

TIPPS:
- Geschmacksverstärkungen: Passen Sie die Gewürze an Ihren Geschmack an. Für etwas Schärfe eine Prise Chiliflocken hinzufügen.
- Essenszubereitung: Beide Gerichte können im Voraus zubereitet und für schnelle und einfache Mahlzeiten im Kühlschrank aufbewahrt werden.
- Portionskontrolle: Verwenden Sie einen Messbecher für die Portionen, um die Portionsgröße und die Kohlenhydrataufnahme zu kontrollieren.

Diese schmackhaften vegetarischen Gerichte sind voller Nährstoffe und eignen sich perfekt für eine diabetesfreundliche Ernährung. Genießen Sie diese sättigenden Mahlzeiten als Teil Ihres gesunden Ernährungsplans!

LOW CARB-OPTIONEN

Hier sind zwei köstliche kohlenhydratarme Optionen, die perfekt für Senioren mit Diabetes sind:

Blumenkohlreis unter Rühren braten

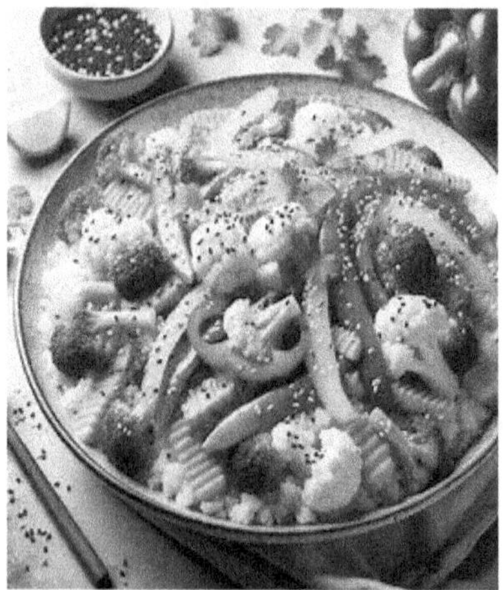

Zutaten:

1. 1 mittelgroßer Blumenkohlkopf, gerieben (oder vorgeriebenen Blumenkohl verwenden)
2. 1 EL Olivenöl
3. 1 kleine Zwiebel, fein gehackt
4. 2 Knoblauchzehen, gehackt
5. 1 Tasse gemischtes Gemüse (z. B. Paprika, Zuckererbsen und Karotten), gehackt
6. 1 Tasse gekochte Hähnchenbrust, gewürfelt (optional für zusätzliches Protein)
7. 2 Eier, leicht geschlagen
8. 2 EL natriumarme Sojasauce oder Tamari
9. 1 TL Sesamöl
10. Frischer Koriander oder Frühlingszwiebeln, gehackt (zum Garnieren)
11. Salz und Pfeffer nach Geschmack

Anweisungen:

1. Bereiten Sie den Blumenkohlreis vor: Entfernen Sie die Blätter und den Strunk vom Blumenkohl. In Röschen zerteilen und in einer Küchenmaschine zerkleinern, bis die Masse Reis ähnelt. Alternativ können Sie vorgemahlenen Blumenkohl verwenden.

2. DEN STIRFRY KOCHEN:

- Olivenöl in einer großen Pfanne oder einem Wok bei mittlerer Hitze erhitzen.
- Die gehackte Zwiebel und den gehackten Knoblauch hinzufügen und etwa 34 Minuten anbraten, bis die Zwiebel glasig ist.
- Fügen Sie das gemischte Gemüse hinzu und kochen Sie es etwa 57 Minuten lang, bis es weich ist.
- Bei Verwendung das gekochte Hähnchen dazugeben und umrühren.
- Schieben Sie das Gemüse und das Hähnchen an den Rand der Pfanne und gießen Sie die geschlagenen Eier in den leeren Rand. Rühren Sie die Eier, bis sie vollständig gekocht sind, und vermischen Sie sie dann mit dem Gemüse und dem Hühnchen.
- Den Blumenkohlreis in die Pfanne geben und gut umrühren.
- Geben Sie die natriumarme Sojasauce oder Tamari und Sesamöl hinzu und vermischen Sie alles gründlich.
- Weitere 57 Minuten kochen, bis der Blumenkohlreis zart und durchgewärmt ist. Mit Salz und Pfeffer abschmecken.

3. SERVIEREN:

- Heiß servieren, garniert mit gehacktem frischem Koriander oder Frühlingszwiebeln.

ERNÄHRUNGSVORTEILE:

- Blumenkohl: Kohlenhydrat- und kalorienarm, reich an Ballaststoffen und Vitaminen.
- Gemischtes Gemüse: Bietet eine Vielzahl an Vitaminen, Mineralien und Antioxidantien.
- Eier und Hühnchen: Fügen Sie Protein hinzu, um die Muskelmasse und das Sättigungsgefühl aufrechtzuerhalten.

ZUCCHINI-NUDELN MIT PESTO

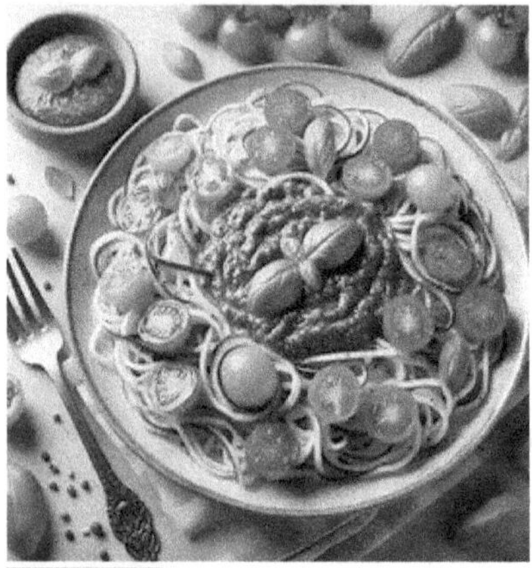

Zutaten:

1. 4 mittelgroße Zucchini, spiralförmig zu Nudeln geformt
2. 1 EL Olivenöl
3. 1/2 Tasse Kirschtomaten, halbiert
4. 1/4 Tasse geriebener Parmesankäse (optional)
5. Frische Basilikumblätter (zum Garnieren)

Für das Pesto:

1. 2 Tassen frische Basilikumblätter
2. 1/2 Tasse geriebener Parmesankäse
3. 1/3 Tasse Pinienkerne oder Walnüsse
4. 2 Knoblauchzehen 1/2 Tasse Olivenöl abschmecken

Anweisungen:

1. Pesto zubereiten:

- In einer Küchenmaschine die frischen Basilikumblätter, den geriebenen Parmesankäse, die Pinienkerne oder Walnüsse und die Knoblauchzehen vermengen.
- Pulsieren, bis die Mischung fein gehackt ist.
- Gießen Sie bei laufendem Prozessor langsam das Olivenöl hinzu, bis das Pesto glatt und gut vermischt ist.
- Mit Salz und Pfeffer abschmecken

2. ZUCCHINI-NUDELN KOCHEN:

- 1 EL Olivenöl in einer großen Pfanne bei mittlerer Hitze erhitzen.
- Fügen Sie die spiralförmigen Zucchininudeln hinzu und kochen Sie sie 23 Minuten lang, bis sie gerade zart, aber noch leicht knusprig sind.
- Die Kirschtomaten in die Pfanne geben und weitere 12 Minuten kochen, bis sie durchgewärmt sind.

3. KOMBINIEREN UND SERVIEREN:

- Nehmen Sie die Pfanne vom Herd und vermengen Sie die Zucchini-Nudeln und Kirschtomaten mit der vorbereiteten Pesto-Sauce, bis sie gut bedeckt sind.
- Sofort servieren, auf Wunsch mit zusätzlichem geriebenem Parmesan und frischen Basilikumblättern garniert.

ERNÄHRUNGSVORTEILE:

- Zucchini: Wenig Kohlenhydrate und Kalorien, reich an Vitamin A und C sowie Antioxidantien.
- Pesto: Bietet gesunde Fette aus Olivenöl und Nüssen sowie Geschmack ohne Zuckerzusatz.
- Kirschtomaten: Fügen Sie Vitamine, Mineralien und einen Hauch von Farbe und Geschmack hinzu.

TIPPS:

- Individualisierung: Fügen Sie jedem Gericht Ihre Lieblingsproteine wie gegrilltes Hähnchen oder Garnelen hinzu, um zusätzliche Nährstoffe zu erhalten.
- Pesto-Variationen: Experimentieren Sie mit verschiedenen Kräutern und Nüssen für einzigartige Pesto-Geschmacksrichtungen wie Spinat und Mandeln.
- Essenszubereitung: Bereiten Sie Blumenkohlreis zu und schneiden Sie die Zucchini im Voraus in Spiralen, um eine schnelle Mahlzeit zuzubereiten.

Diese kohlenhydratarmen Optionen sind schmackhaft, sättigend und perfekt für eine diabetesfreundliche Ernährung. Genießen Sie diese gesunden Mahlzeiten als Teil Ihres ausgewogenen Ernährungsplans!

KAPITEL FÜNF

NACHSPEISEN

Hier sind einige köstliche, diabetesfreundliche Dessertoptionen, die sowohl sättigend als auch nahrhaft sind:

PERFEKTER BEERENJOGURT

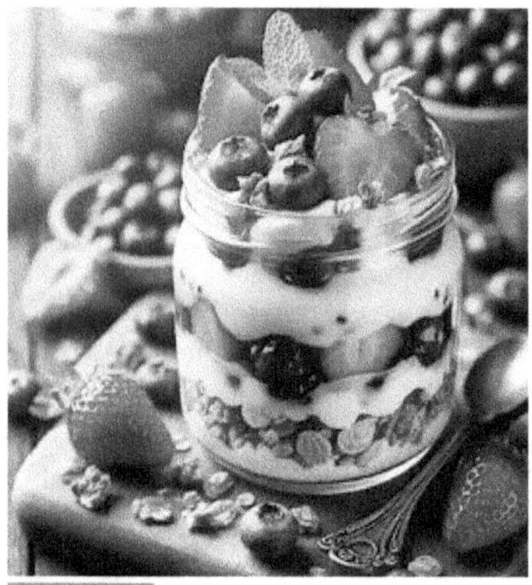

Zutaten:

1. 1 Tasse griechischer Joghurt (natur, ungesüßt)
2. 1/2 Tasse gemischte Beeren (wie Erdbeeren, Blaubeeren, Himbeeren)
3. 1 EL Chiasamen
4. 1 EL gehobelte Mandeln
5. 1 TL Honig oder ein paar Tropfen Stevia (optional, für zusätzliche Süße)Frische Minzblätter (zum Garnieren)

Anweisungen:

1. Die Zutaten schichten:
   - In ein Servierglas oder eine Schüssel griechischen Joghurt und gemischte Beeren schichten.
   - Zwischen die Schichten Chiasamen und Mandelblättchen streuen.

2. SÜSSSTOFF HINZUFÜGEN:

- Mit Honig beträufeln oder nach Wunsch ein paar Tropfen Stevia hinzufügen, um die Süße zu verstärken.

3. GARNITUR UND SERVIEREN:

- Zum Garnieren mit frischen Minzblättern belegen. Sofort servieren.

ERNÄHRUNGSVORTEILE:

- Griechischer Joghurt: Reich an Proteinen und Probiotika, wenig Kohlenhydrate.
- Beeren: Reich an Vitaminen, Antioxidantien und Ballaststoffen.
- Chia-Samen und Mandeln: Sorgen für gesunde Fette, Ballaststoffe und einen sättigenden Crunch.

AVOCADO-MOUSSE MIT DUNKLER SCHOKOLADE

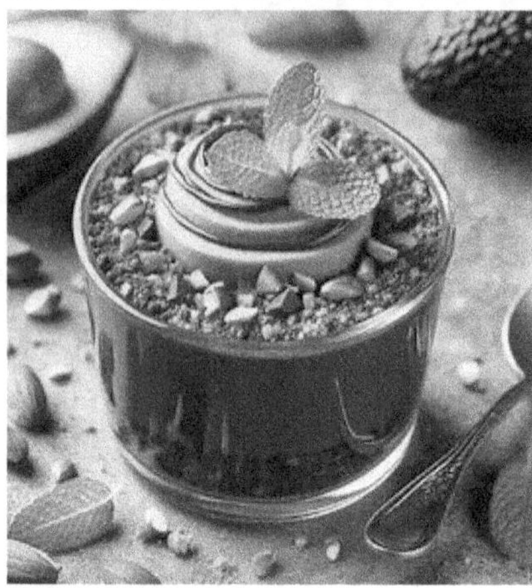

1. 2 reife Avocados
2. 1/4 Tasse ungesüßtes Kakaopulver
3. 1/4 Tasse ungesüßte Mandelmilch
4. 23 EL Honig oder ein paar Tropfen Stevia (nach Geschmack)
5. 1 TL Vanilleextrakt
6. Frische Beeren oder Minzblätter (zum Garnieren)

1. Zutaten vermischen:

- Avocados, Kakaopulver, Mandelmilch, Honig (oder Stevia) und Vanilleextrakt in einer Küchenmaschine glatt und cremig mixen.

2. SÜSSE EINSTELLEN:

- Abschmecken und die Süße je nach Bedarf mit mehr Honig oder Stevia anpassen.

3. KÜHLEN UND SERVIEREN:

- Die Mousse in Servierschüsseln füllen und mindestens 30 Minuten im Kühlschrank ruhen lassen.
- Vor dem Servieren mit frischen Beeren oder Minzblättern garnieren.

ERNÄHRUNGSVORTEILE:

- Avocados: Liefern gesunde Fette, Ballaststoffe und Vitamine.
- Kakaopulver: Reich an Antioxidantien und verleiht einen intensiven Schokoladengeschmack.
- Mandelmilch: Kohlenhydratarm und sorgt für Cremigkeit ohne Milchprodukte.

Gebackene Äpfel mit Zimt

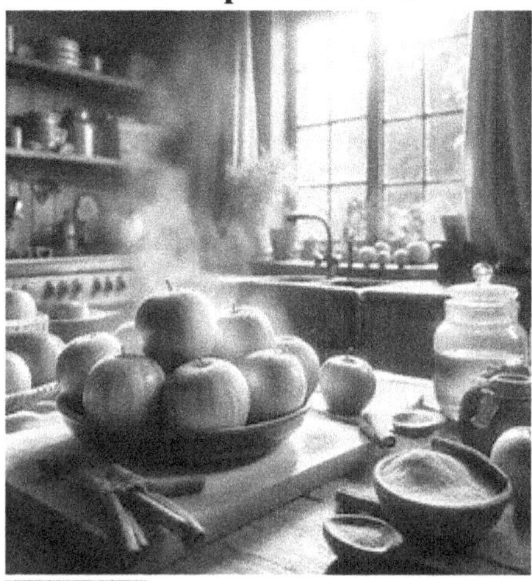

1. 4 mittelgroße Äpfel (z. B. Granny Smith oder Gala)
2. 1/4 Tasse gehackte Nüsse (z. B. Walnüsse oder Pekannüsse)
3. 2 EL Rosinen (optional)
4. 1 TL gemahlener Zimt
5. 1/4 TL gemahlene Muskatnuss
6. 1 EL geschmolzenes Kokosöl oder Butter
7. 1 EL Honig oder ein paar Tropfen Stevia (optional, für zusätzliche Süße)

1. Backofen vorheizen:
   - Den Backofen auf 350°F (175°C) vorheizen.

2. DIE ÄPFEL VORBEREITEN:

- Die Äpfel entkernen, dabei den Boden intakt lassen, um eine Mulde für die Füllung zu schaffen.
- In einer kleinen Schüssel die gehackten Nüsse, Rosinen (falls verwendet), gemahlenen Zimt, gemahlene Muskatnuss, geschmolzenes Kokosöl oder Butter sowie Honig oder Stevia vermischen.

3. HERSTELLEN UND BACKEN:

- Füllen Sie die Mischung in die Mitte jedes Apfels.
- Legen Sie die Äpfel in eine Auflaufform und geben Sie etwas Wasser auf den Boden der Auflaufform, um ein Anbrennen zu verhindern.
- 2530 Minuten backen oder bis die Äpfel weich sind.

4. SERVIEREN:
- Warm servieren, optional mit einem Klecks griechischem Joghurt oder einer Prise zusätzlichem Zimt.

Ernährungsvorteile:
- Äpfel: Bieten Ballaststoffe, Vitamine und natürliche Süße.
- Nüsse und Rosinen: Fügen Sie gesunde Fette, Ballaststoffe und eine sättigende Textur hinzu.
- Zimt: Verbessert den Geschmack ohne Zuckerzusatz.

TIPPS:
- Süßstoffe: Verwenden Sie natürliche Süßstoffe wie Honig oder Stevia, um den Zuckergehalt in Desserts zu senken.
- Portionskontrolle: Genießen Sie diese Desserts in Maßen, um den Blutzuckerspiegel effektiv zu kontrollieren.
- Geschmacksverbesserungen: Fügen Sie Gewürze wie Zimt, Muskatnuss oder Vanilleextrakt hinzu, um den Geschmack ohne Zuckerzusatz zu verbessern.

Diese Dessertoptionen sind so konzipiert, dass sie sättigend und für eine diabetesfreundliche Ernährung geeignet sind und für Süße sorgen, ohne die Gesundheit zu beeinträchtigen. Genießen Sie diese köstlichen Leckereien als Teil Ihres ausgewogenen Ernährungsplans!

Hier sind zwei köstliche und zuckerarme süße Leckereien, die perfekt für Senioren mit Diabetes sind:

Gebackene Äpfel mit Zimt

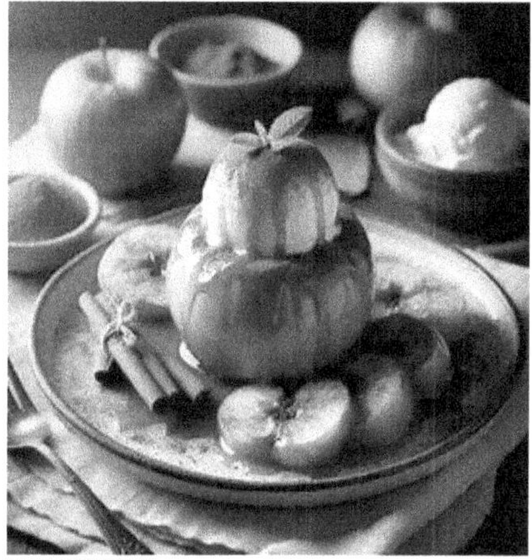

Zutaten:

1. 4 mittelgroße Äpfel (z. B. Granny Smith oder Gala)
2. 1/4 Tasse gehackte Nüsse (z. B. Walnüsse oder Pekannüsse)
3. 2 EL Rosinen (optional)
4. 1 TL gemahlener Zimt
5. 1/4 TL gemahlene Muskatnuss
6. 1 EL geschmolzenes Kokosöl oder Butter
7. 1 EL Honig oder ein paar Tropfen Stevia (optional, für zusätzliche Süße)

Anweisungen:

1. Backofen vorheizen:
   - Heizen Sie den Ofen auf 350 °F (175 °C) vor.

2. DIE ÄPFEL VORBEREITEN:

- Die Äpfel entkernen, dabei den Boden intakt lassen, um eine Mulde für die Füllung zu schaffen.
- In einer kleinen Schüssel die gehackten Nüsse, Rosinen (falls verwendet), gemahlenen Zimt, gemahlene Muskatnuss, geschmolzenes Kokosöl oder Butter sowie Honig oder Stevia vermischen.

3. HERSTELLEN UND BACKEN:

- Füllen Sie die Mischung in die Mitte jedes Apfels.
- Legen Sie die Äpfel in eine Auflaufform und geben Sie etwas Wasser auf den Boden der Auflaufform, um ein Anbrennen zu verhindern.
- 2530 Minuten backen oder bis die Äpfel weich sind.

4. SERVIEREN:

- Warm servieren, optional mit einem Klecks griechischem Joghurt oder einer Prise zusätzlichem Zimt.

ERNÄHRUNGSVORTEILE:

- Äpfel: Bieten Ballaststoffe, Vitamine und natürliche Süße.
- Nüsse und Rosinen: Fügen Sie gesunde Fette, Ballaststoffe und eine sättigende Textur hinzu.
- Zimt: Verbessert den Geschmack ohne Zuckerzusatz.

PERFEKTER GRIECHISCHER JOGHURT

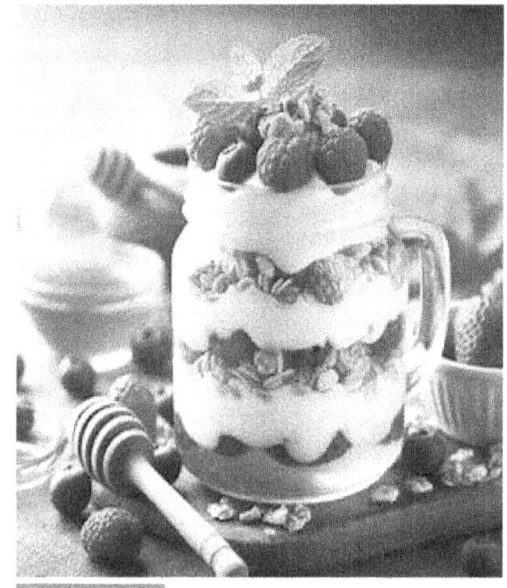

Zutaten:

1 Tasse griechischer Joghurt (natur, ungesüßt)

1/2 Tasse gemischte Beeren (wie Erdbeeren, Blaubeeren, Himbeeren)

1 EL Chiasamen

1 EL gehobelte Mandeln

1 TL Honig oder ein paar Tropfen Stevia (optional, für zusätzliche Süße)Frische Minzblätter (zum Garnieren)

Anweisungen:

1. Die Zutaten schichten:

- In ein Servierglas oder eine Schüssel griechischen Joghurt und gemischte Beeren schichten.
- Zwischen die Schichten Chiasamen und Mandelblättchen streuen.

2. SÜSSSTOFF HINZUFÜGEN:

- Mit Honig beträufeln oder nach Wunsch ein paar Tropfen Stevia hinzufügen, um die Süße zu verstärken.

3. GARNITUR UND SERVIEREN:

- Zum Garnieren mit frischen Minzblättern belegen. Sofort servieren.

ERNÄHRUNGSVORTEILE:

- Griechischer Joghurt: Reich an Proteinen und Probiotika, wenig Kohlenhydrate.
- Beeren: Reich an Vitaminen, Antioxidantien und Ballaststoffen.
- Chia-Samen und Mandeln: Sorgen für gesunde Fette, Ballaststoffe und einen sättigenden Crunch.

TIPPS:

- Süßstoffe: Verwenden Sie natürliche Süßstoffe wie Honig oder Stevia, um den Zuckergehalt in Desserts zu senken.
- Portionskontrolle: Genießen Sie diese Desserts in Maßen, um den Blutzuckerspiegel effektiv zu kontrollieren.

- Geschmacksverbesserungen: Fügen Sie Gewürze wie Zimt, Muskatnuss oder Vanilleextrakt hinzu, um den Geschmack ohne Zuckerzusatz zu verbessern.

Hier sind zwei köstliche und diabetesfreundliche Backwaren, die perfekt dazu geeignet sind, Ihre Naschkatzen zu stillen und gleichzeitig Ihren Blutzuckerspiegel unter Kontrolle zu halten:

MANDELMEHLKEKSE

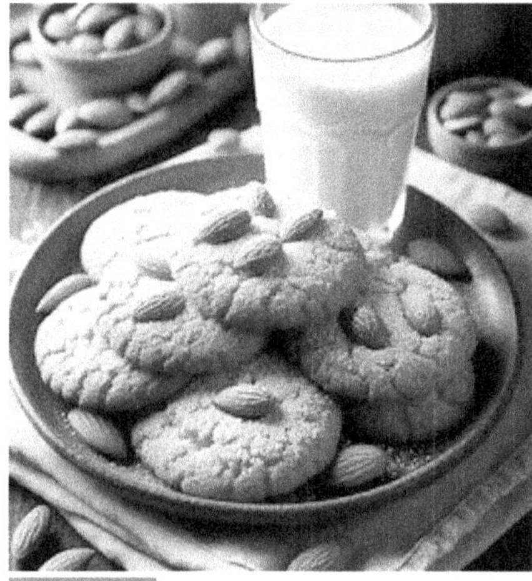

Zutaten:

1. 2 Tassen Mandelmehl
2. 1/4 Tasse Kokosöl, geschmolzen
3. 1/4 Tasse Honig oder ein paar Tropfen flüssiges Stevia
4. 1 TL Vanilleextrakt
5. 1/2 TL Backpulver
6. 1/4 TL Salz
7. 1/2 Tasse dunkle Schokoladenstückchen (zuckerfrei oder zuckerarm)

Anweisungen:

1. Backofen vorheizen:
   - Heizen Sie den Ofen auf 350 °F (175 °C) vor. Ein Backblech mit Backpapier auslegen.

2. TEIG ZUBEREITEN:

- Mischen Sie in einer großen Schüssel Mandelmehl, Backpulver und Salz.
- In einer separaten Schüssel das geschmolzene Kokosöl, den Honig oder Stevia und den Vanilleextrakt verrühren.
- Gießen Sie die feuchten Zutaten zu den trockenen Zutaten und vermischen Sie alles, bis alles gut vermischt ist.
- Die dunklen Schokoladenstückchen unterheben.

3. BILDEN SIE DIE COOKIES:
- Geben Sie esslöffelgroße Teigmengen in einem Abstand von etwa 5 cm auf das vorbereitete Backblech.
- Jede Teigkugel mit der Handfläche leicht flach drücken.

4. GEBACKEN:
- 1012 Minuten backen oder bis die Ränder goldbraun sind.
- Lassen Sie die Kekse einige Minuten auf dem Backblech abkühlen, bevor Sie sie zum vollständigen Abkühlen auf einen Rost legen.

ERNÄHRUNGSVORTEILE:
- Mandelmehl: Wenig Kohlenhydrate, viel gesunde Fette und eine gute Quelle für Ballaststoffe und Proteine.
- Kokosöl: Bietet gesunde Fette.
- Dunkle Schokoladenstückchen: Bieten Antioxidantien und sind, wenn sie zuckerfrei sind, zuckerarm.

BLAUBEER-MUFFINS

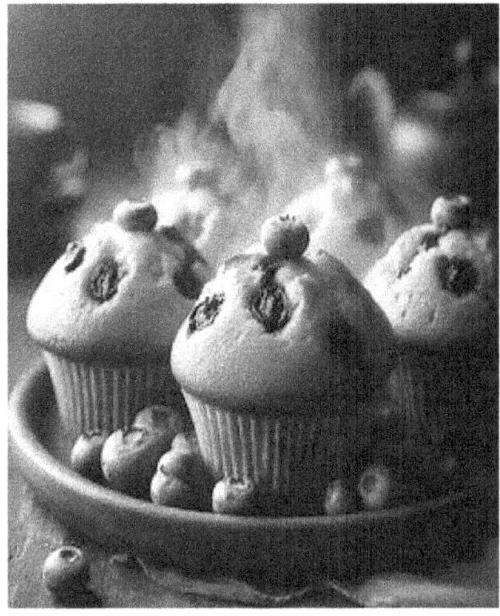

1. 2 Tassen Mandelmehl
2. 1/2 Tasse Kokosmehl
3. 1 TL Backpulver
4. 1/4 TL Salz
5. 3 große Eier
6. 1/3 Tasse Kokosöl, geschmolzen
7. 1/2 Tasse Mandelmilch (ungesüßt)
8. 1/4 Tasse Honig oder ein paar Tropfen flüssiges Stevia
9. 1 TL Vanilleextrakt
10. 1 Tasse frische oder gefrorene Blaubeeren

Anweisungen:

1. Backofen vorheizen:
   - Heizen Sie den Ofen auf 350 °F (175 °C) vor. Eine Muffinform mit Papierförmchen auslegen oder mit Kokosöl einfetten.

2. DIE TROCKENEN ZUTATEN VORBEREITEN:
   - In einer großen Schüssel Mandelmehl, Kokosmehl, Backpulver und Salz vermischen.

3. DIE NASSEN ZUTATEN VORBEREITEN:
In einer anderen Schüssel die Eier, das geschmolzene Kokosöl, die Mandelmilch, den Honig oder Stevia und den Vanilleextrakt verquirlen.

4. KOMBINIEREN UND FALTEN:
   - Gießen Sie die feuchten Zutaten zu den trockenen Zutaten und vermischen Sie alles, bis alles gut vermischt ist. Die Blaubeeren vorsichtig unterheben.

5. MUFFINFORM FÜLLEN:
   - Den Teig gleichmäßig auf die Muffinförmchen verteilen und jedes zu etwa zwei Dritteln füllen.

6. GEBACKEN:
- 2025 Minuten backen oder bis ein in die Mitte gesteckter Zahnstocher sauber herauskommt.
- Lassen Sie die Muffins einige Minuten in der Form abkühlen, bevor Sie sie zum vollständigen Abkühlen auf ein Kuchengitter legen.

ERNÄHRUNGSVORTEILE:
- Mandel- und Kokosmehl: Kohlenhydratarm und reich an Ballaststoffen und gesunden Fetten.
- Blaubeeren: Bieten Antioxidantien, Vitamine und Ballaststoffe.
- Kokosöl: Fügt gesunde Fette hinzu und hält die Muffins feucht.

TIPPS:
- Lagerung: Bewahren Sie diese Backwaren in einem luftdichten Behälter auf. Für eine längere Lagerung können sie auch eingefroren werden.
- Portionskontrolle: Genießen Sie diese Leckereien in Maßen, um den Blutzuckerspiegel zu kontrollieren.
- Individualisierung: Fügen Sie Nüsse, Samen oder Gewürze wie Zimt oder Muskatnuss hinzu, um Aromen und Texturen zu verbessern.

Diese gesunden Backwaren sind so konzipiert, dass sie sättigend und für eine diabetesfreundliche Ernährung geeignet sind und Süße bieten, ohne die Gesundheit zu beeinträchtigen. Genießen Sie diese köstlichen Leckereien als Teil Ihres ausgewogenen Ernährungsplans!

GEFRORENE KÖSTLICHKEITEN

Hier sind zwei erfrischende und diabetesfreundliche Tiefkühl-Leckereien, die sich perfekt zum Genießen an einem heißen Tag eignen:

BEEREN-JOGURT-EIS

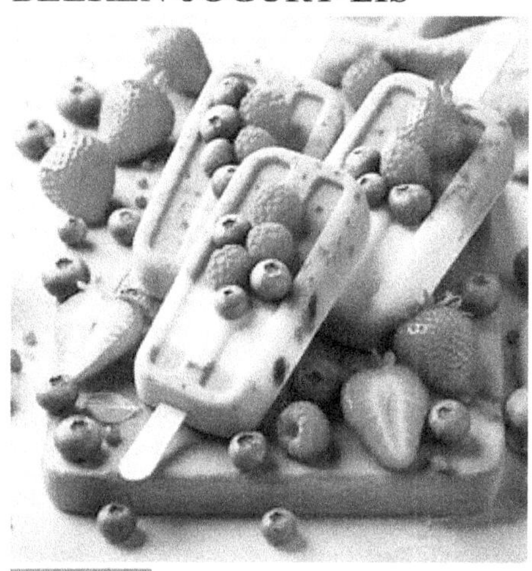

Zutaten:

2 Tassen griechischer Joghurt (natur, ungesüßt)

1 Tasse gemischte Beeren (z. B. Erdbeeren, Blaubeeren, Himbeeren)

2 EL Honig oder ein paar Tropfen Stevia (optional, für zusätzliche Süße)

1 TL Vanilleextrakt

Anweisungen:

1. Bereiten Sie die Zutaten vor:

- Wenn Sie große Beeren wie Erdbeeren verwenden, schneiden Sie diese in kleinere Stücke.
- Mischen Sie in einer Schüssel griechischen Joghurt, Honig oder Stevia und Vanilleextrakt, bis alles gut vermischt ist.

2. KOMBINIEREN UND FÜLLEN:

- Die gemischten Beeren vorsichtig unter die Joghurtmischung heben.
- Geben Sie die Mischung in Eisformen und klopfen Sie die Formen vorsichtig auf die Arbeitsfläche, um eventuelle Luftblasen zu entfernen.

3. EINFRIEREN:

- Eisstiele hineinstecken und mindestens 4 Stunden lang einfrieren, bis sie vollständig gefroren sind.

4. SERVIEREN:

- Um das Eis am Stiel aus den Formen zu lösen, lassen Sie einige Sekunden lang warmes Wasser über die Außenseite der Formen laufen.

ERNÄHRUNGSVORTEILE:

- Griechischer Joghurt: Reich an Proteinen und Probiotika, wenig Kohlenhydrate.
- Beeren: Reich an Vitaminen, Antioxidantien und Ballaststoffen.
- Honig oder Stevia: Fügt einen Hauch von Süße hinzu, ohne den Blutzuckerspiegel zu beeinflussen.

MANGO SORBET

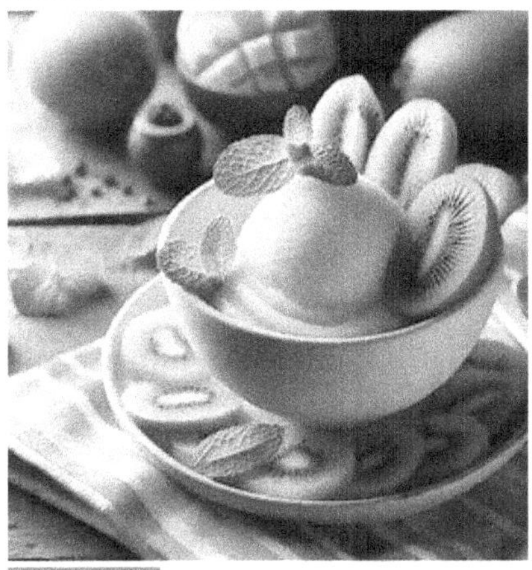

1. 3 reife Mangos, geschält, entkernt und gehackt
2. 1/4 Tasse frischer Limettensaft
3. 2 EL Honig oder ein paar Tropfen Stevia (optional, für zusätzliche Süße)
4. 1/2 Tasse Wasser

Anweisungen:

1. Bereiten Sie die Mango vor:

- In einem Mixer oder einer Küchenmaschine die gehackten Mangos, frischen Limettensaft, Honig oder Stevia und Wasser vermischen.

2. MISCHUNG:

- Mischen, bis die Mischung glatt und cremig ist. Abschmecken und die Süße nach Bedarf anpassen.

3. EINFRIEREN:

- Gießen Sie die Mischung in einen flachen Behälter und gefrieren Sie sie etwa 2 Stunden lang oder bis sie fest, aber nicht vollständig gefroren ist.
- Rühren Sie die Mischung alle 30 Minuten um, um eventuelle Eiskristalle aufzubrechen.

4. SERVIEREN:

- Das Sorbet in Schüsseln füllen und sofort servieren.
- Für eine glattere Konsistenz können Sie die gefrorene Mischung vor dem Servieren erneut pürieren.

ERNÄHRUNGSVORTEILE:

- Mangos: Bieten die Vitamine A und C, Ballaststoffe und natürliche Süße.
- Limettensaft: Fügt eine erfrischende Säure und Vitamin C hinzu.
- Honig oder Stevia: Fügt einen Hauch von Süße hinzu, ohne den Blutzuckerspiegel zu beeinflussen.

TIPPS:

- Eis am Stiel individuell gestalten: Kombinieren Sie verschiedene Beeren oder fügen Sie für zusätzlichen Geschmack und Farbe einen Schuss pürierter Früchte hinzu.
- Sorbet-Textur: Für eine cremigere Konsistenz die gefrorene Mischung vor dem Servieren mit einer Küchenmaschine pürieren.
- Lagerung: Bewahren Sie Eis am Stiel und Sorbet in luftdichten Behältern auf, um Gefrierbrand zu vermeiden und den Geschmack zu bewahren.

Diese gefrorenen Köstlichkeiten sind perfekt, um Ihre Naschkatzen abzukühlen und zu befriedigen und gleichzeitig Ihren Blutzuckerspiegel unter Kontrolle zu halten. Genießen Sie diese köstlichen und erfrischenden Leckereien als Teil Ihres ausgewogenen Ernährungsplans!

KAPITEL SECHS

GETRÄNKE

Hier sind einige erfrischende und diabetesfreundliche Getränkeoptionen, die sowohl lecker als auch gesund sind:

Kräuter-Eistee

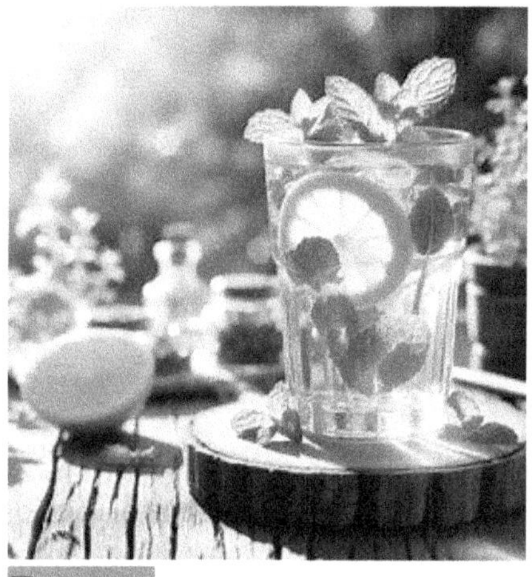

Zutaten:

1. 4 Tassen Wasser
2. 4 Kräuterteebeutel (z. B. Kamille, Pfefferminze oder Hibiskus)
3. 12 EL Honig oder ein paar Tropfen Stevia (optional, für zusätzliche Süße)
4. Frische Zitronenscheiben oder Minzblätter (zum Garnieren)
5. Eiswürfel

Anweisungen:

1. Brauen Sie den Tee:
2. Kochen Sie 4 Tassen Wasser und gießen Sie es in einem hitzebeständigen Krug über die Kräuterteebeutel.
3. Je nach gewünschter Stärke 510 Minuten ziehen lassen.
4. Entfernen Sie die Teebeutel und lassen Sie den Tee auf Raumtemperatur abkühlen.

2. SÜSSEN (OPTIONAL):

- Falls gewünscht, Honig oder Stevia zum warmen Tee hinzufügen und umrühren, bis es sich aufgelöst hat.

3. SERVIEREN:

- Auf Eiswürfeln servieren und mit frischen Zitronenscheiben oder Minzblättern garnieren.

ERNÄHRUNGSVORTEILE:

- Kräutertee: Feuchtigkeitsspendend, koffeinfrei und oft reich an Antioxidantien.

- Zitrone und Minze: Fügen Sie Geschmack und Vitamin C hinzu, ohne Zucker hinzuzufügen.

GRÜNER SMOOTHIE

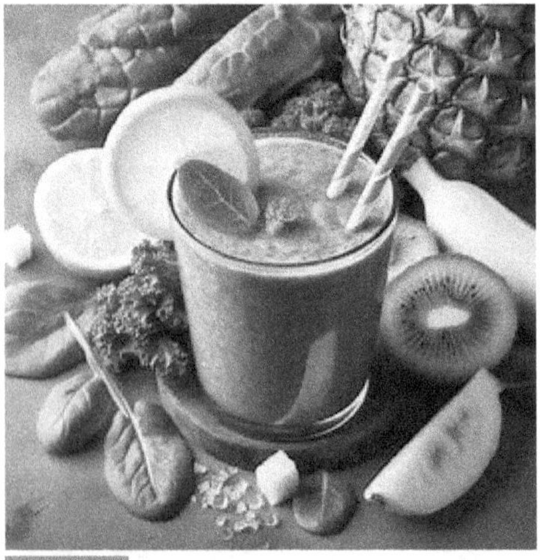

Zutaten:

1 Tasse ungesüßte Mandelmilch

1 Tasse frische Spinatblätter

1/2 Avocado

1/2 grüner Apfel, entkernt und gehackt

1/2 Gurke, gehackt

1 EL Chiasamen

Saft von 1/2 Zitrone

Eiswürfel

Anweisungen:

1. Zutaten kombinieren:

In einem Mixer Mandelmilch, Spinat, Avocado, grünen Apfel, Gurke, Chiasamen und Zitronensaft vermischen

2. MISCHUNG:

- Mixen, bis eine glatte und cremige Masse entsteht.
- Eiswürfel hinzufügen und erneut mixen, bis die gewünschte Konsistenz erreicht ist.

3. SERVIEREN:

- In ein Glas füllen und sofort genießen.

ERNÄHRUNGSVORTEILE:

- Spinat und Gurke: Kalorienarm und reich an Vitaminen und Antioxidantien.
- Avocado: Bietet gesunde Fette und eine cremige Textur.
- Chia-Samen: Fügen Sie Ballaststoffe, Omega-3-Fettsäuren und Protein hinzu.

ZITRONEN-INGWER-WASSER

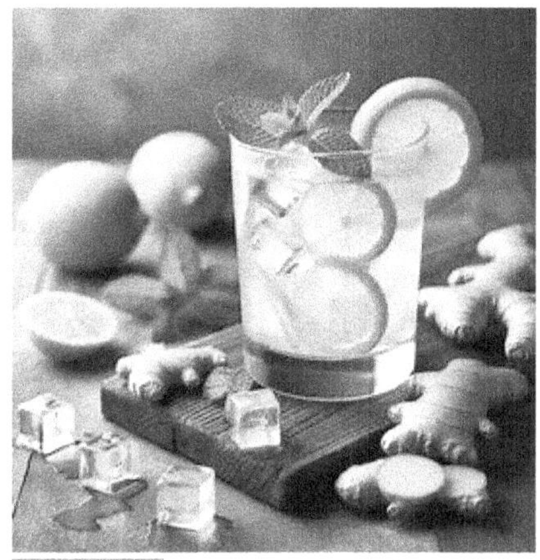

1. 1 Liter Wasser
2. 1 Zitrone, in dünne Scheiben geschnitten
3. 2,5 cm großes Stück frischer Ingwer, in dünne Scheiben geschnitten
4. Frische Minzblätter (optional)
5. Eiswürfel

Anweisungen:

1. Bereiten Sie die Zutaten vor:

- In einem großen Krug Wasser, Zitronenscheiben, Ingwerscheiben und ggf. Minzblätter vermischen.

2. INFUSE:

- Mindestens 1 Stunde im Kühlschrank lagern, damit sich die Aromen entfalten können.

3. SERVIEREN:

- Auf Eiswürfeln servieren.

ERNÄHRUNGSVORTEILE:

- Zitrone und Ingwer: Beide Zutaten unterstützen die Verdauung, liefern Antioxidantien und verbessern den Geschmack, ohne Zucker hinzuzufügen.
- Minze: Fügt einen erfrischenden Geschmack und Aroma hinzu.

Mit Beeren angereichertes Wasser

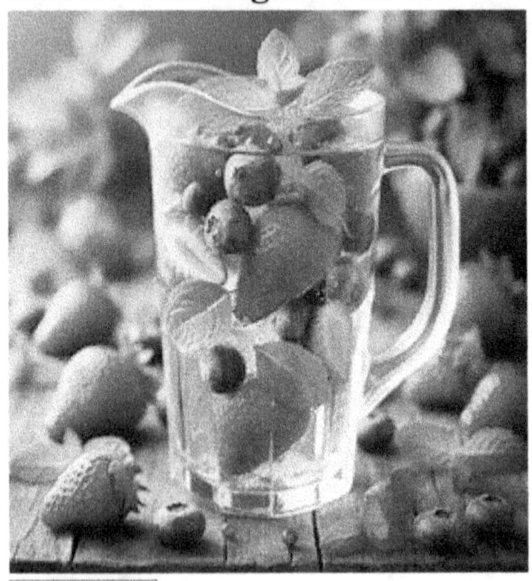

Zutaten:	Anweisungen:
1. 1 Liter Wasser 2. 1/2 Tasse gemischte Beeren (wie Erdbeeren, Blaubeeren, Himbeeren) 3. Frische Basilikum- oder Minzblätter (optional) 4. Eiswürfel	1. Bereiten Sie die Zutaten vor: • In einem großen Krug Wasser, gemischte Beeren und gegebenenfalls frische Basilikum- oder Minzblätter vermischen.

2. INFUSE:

- Mindestens 1 Stunde im Kühlschrank lagern, damit sich die Aromen entfalten können.

3. SERVIEREN:

- Auf Eiswürfeln servieren.

ERNÄHRUNGSVORTEILE:

- Beeren: Reich an Vitaminen, Antioxidantien und natürlicher Süße.
- Kräuter: Fügen Sie eine erfrischende Note und zusätzliche Antioxidantien hinzu.

TIPPS:

- Anpassung: Experimentieren Sie mit verschiedenen Früchten, Kräutern und Geschmacksrichtungen, um Ihre Lieblingskombinationen zu finden.
- Flüssigkeitszufuhr: Diese Getränke eignen sich hervorragend, um ausreichend Flüssigkeit zu sich zu nehmen und gleichzeitig die Zuckeraufnahme niedrig zu halten.
- Bereiten Sie sich vor: Bereiten Sie diese Getränke im Voraus zu und bewahren Sie sie im Kühlschrank auf, damit Sie den ganzen Tag über leicht darauf zugreifen können.

Diese Getränke sind erfrischend und diabetesfreundlich und helfen Ihnen, hydriert und zufrieden zu bleiben, ohne Ihren Blutzuckerspiegel in die Höhe zu treiben. Genießen Sie diese köstlichen Getränke als Teil Ihres ausgewogenen Ernährungsplans!

FEUCHTIGKEITSSPENDENDE GETRÄNKE

Hier sind zwei erfrischende und feuchtigkeitsspendende Getränke, die perfekt dafür geeignet sind, kühl und gesund zu bleiben:

Mit Zitronenminze angereichertes Wasser

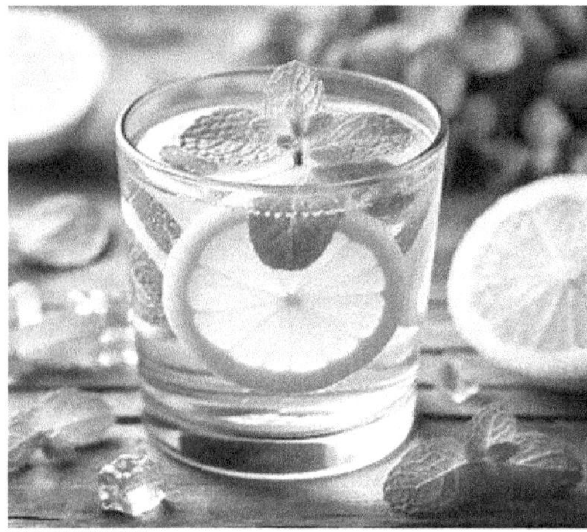

Zutaten:

1. 1 Liter Wasser
2. 1 Zitrone, in dünne Scheiben geschnitten
3. Eine Handvoll frische Minzblätter
4. Eiswürfel

Anweisungen:

1. Bereiten Sie die Zutaten vor:

- In einem großen Krug Wasser, Zitronenscheiben und frische Minzblätter vermischen.

2. INFUSE:

- Mindestens 1 Stunde im Kühlschrank lagern, damit sich die Aromen entfalten können.

3. SERVIEREN:

- Für ein erfrischendes Getränk auf Eiswürfeln servieren.

ERNÄHRUNGSVORTEILE:

- Zitrone: Bietet Vitamin C und Antioxidantien.
- Minze: Fügt einen erfrischenden Geschmack hinzu und fördert die Verdauung.

GURKEN-Limetten-Wunderkerze

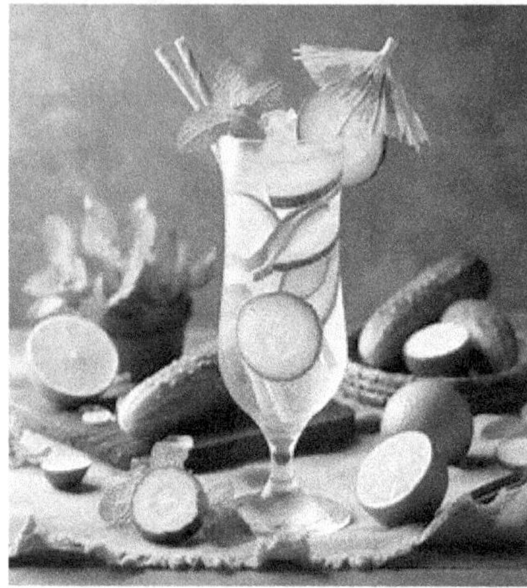

1. 1 Liter Mineralwasser
2. 1 Gurke, in dünne Scheiben geschnitten
3. 1 Limette, in dünne Scheiben geschnitten
4. Eiswürfel

Anweisungen:

1. Bereiten Sie die Zutaten vor:

- Kombinieren Sie in einem großen Krug das Mineralwasser, die Gurkenscheiben und die Limettenscheiben

2. INFUSE:

- Mindestens 30 Minuten im Kühlschrank lagern, damit sich die Aromen entfalten können.

3. SERVIEREN:

- Für ein kohlensäurehaltiges, erfrischendes Getränk auf Eiswürfeln servieren.

ERNÄHRUNGSVORTEILE:

- Gurke: Kalorienarm, reich an Feuchtigkeit und liefert Vitamine und Antioxidantien.
- Limette: Fügt einen pikanten Geschmack hinzu und liefert Vitamin C.

TIPPS:

- Individualisierung: Fügen Sie einen Spritzer Ihres Lieblingsfruchtsafts oder ein paar Tropfen flüssiges Stevia hinzu, um einen Hauch von Süße zu erhalten, ohne Zucker hinzuzufügen.
- Flüssigkeitszufuhr: Diese Getränke eignen sich hervorragend, um vor allem bei heißem Wetter ausreichend Flüssigkeit zu sich zu nehmen.
- Bereiten Sie sich vor: Bereiten Sie diese Getränke im Voraus zu und bewahren Sie sie im Kühlschrank auf, damit Sie den ganzen Tag über leicht darauf zugreifen können.

Diese feuchtigkeitsspendenden Getränke sind erfrischend und für eine diabetesfreundliche Ernährung geeignet und bieten Geschmack und Feuchtigkeit ohne Zuckerzusatz. Genießen Sie diese köstlichen und belebenden Getränke als Teil Ihres ausgewogenen Ernährungsplans!

DIABETESFREUNDLICHE SMOOTHIES

Hier sind zwei nahrhafte und diabetesfreundliche Smoothie-Rezepte, die sowohl köstlich als auch einfach zuzubereiten sind:

SPINAT-ANANAS-SMOOTHIE

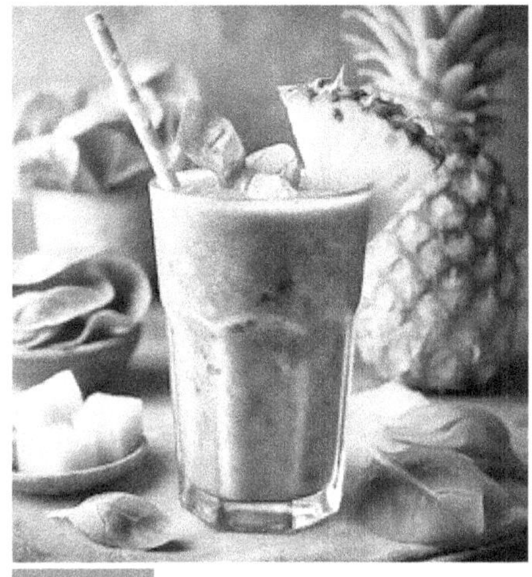

Zutaten:

1 Tasse frische Spinatblätter

1/2 Tasse gefrorene Ananasstücke

1/2 Banane

1 Tasse ungesüßte Mandelmilch

1 EL Chiasamen

1/2 TL frischer Ingwer, gerieben (optional für zusätzlichen Geschmack) Eiswürfel (optional)

Anweisungen:

1. Zutaten kombinieren:
   - In einem Mixer Spinat, gefrorene Ananas, Banane, Mandelmilch, Chiasamen und ggf. geriebenen Ingwer vermischen.

2. MISCHUNG:
- Mixen, bis eine glatte und cremige Masse entsteht.
- Wenn Sie eine kältere, dickere Konsistenz bevorzugen, fügen Sie Eiswürfel hinzu und mixen Sie erneut.

3. SERVIEREN:
- In ein Glas füllen und sofort genießen.

ERNÄHRUNGSVORTEILE:
- Spinat: Liefert die Vitamine A, C und K und ist kohlenhydratarm.
- Ananas und Banane: Bieten natürliche Süße, Vitamine und Ballaststoffe.
- Chia-Samen: Fügen Sie Ballaststoffe, Omega-3-Fettsäuren und Protein hinzu.
- Mandelmilch: Wenig Kohlenhydrate und Kalorien.

MANDELBUTTER-BANANEN-SMOOTHIE

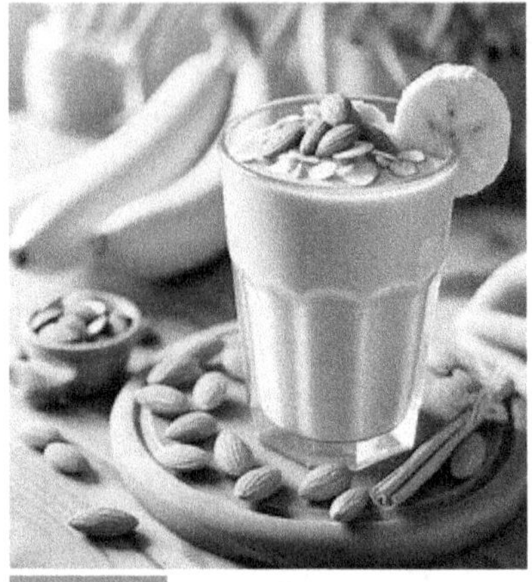

1. 1 Banane
2. 1 EL Mandelbutter
3. 1 Tasse ungesüßte Mandelmilch
4. 1 EL gemahlener Leinsamen
5. 1/2 TL Zimt
6. 1/2 TL Vanilleextrakt, Eiswürfel (optional)

Anweisungen:

1. Zutaten kombinieren:

- In einem Mixer Banane, Mandelbutter, Mandelmilch, gemahlene Leinsamen, Zimt und Vanilleextrakt vermischen.

2. MISCHUNG:

- Mixen, bis eine glatte und cremige Masse entsteht.
- Wenn Sie eine kältere, dickere Konsistenz bevorzugen, fügen Sie Eiswürfel hinzu und mixen Sie erneut.

ERNÄHRUNGSVORTEILE:

- Banane: Bietet natürliche Süße, Kalium und Ballaststoffe.
- Mandelbutter: Fügt gesunde Fette, Proteine und eine cremige Textur hinzu.
- Leinsamen: Fügt Ballaststoffe, Omega-3-Fettsäuren und Protein hinzu.
- Zimt: Verbessert den Geschmack und kann bei der Blutzuckerkontrolle helfen.
- Mandelmilch: Wenig Kohlenhydrate und Kalorien.

TIPPS:

- Anpassung: Passen Sie die Süße an, indem Sie bei Bedarf ein paar Tropfen flüssiges Stevia oder Honig hinzufügen, aber beschränken Sie den zugesetzten Zucker auf ein Minimum.
- Nährstoffschub: Fügen Sie für zusätzliche Nährstoffe eine Kugel Proteinpulver oder eine Handvoll anderes Gemüse wie Grünkohl hinzu.

- Flüssigkeitszufuhr: Diese Smoothies sind eine großartige Möglichkeit, hydriert zu bleiben und eine gute Nährstoffbalance zu erreichen.

WARME KOMFORTGETRÄNKE

Hier sind zwei wohltuende und wohltuende Warmgetränke, die perfekt zum Entspannen und Genießen geeignet sind:

KURKUMA-LATTE

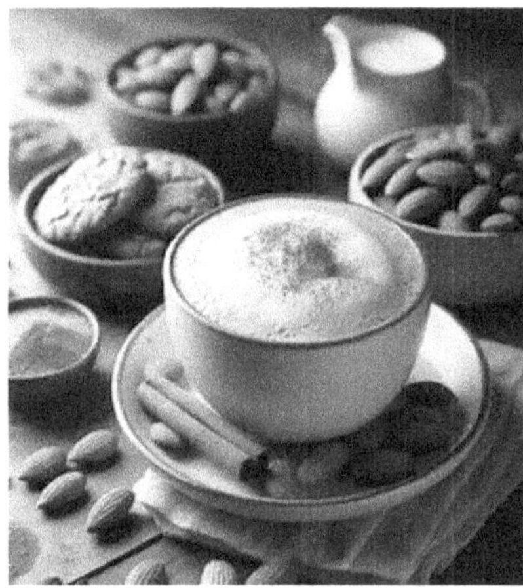

Zutaten:

1. 1 Tasse ungesüßte Mandelmilch (oder eine beliebige Milch Ihrer Wahl)
2. 1/2 TL gemahlener Kurkuma
3. 1/4 TL gemahlener Zimt
4. 1/8 TL gemahlener Ingwer
5. Eine Prise gemahlener schwarzer Pfeffer
6. 1 TL Honig oder ein paar Tropfen flüssiges Stevia (optional, für die Süße)
7. 1/2 TL Vanilleextrakt

Anweisungen:

1. Milch erhitzen:

- In einem kleinen Topf die Mandelmilch bei mittlerer Hitze erhitzen, bis sie zu köcheln beginnt

2. ZUTATEN HINZUFÜGEN:

- Gemahlene Kurkuma, Zimt, Ingwer, schwarzen Pfeffer, Honig oder Stevia (falls verwendet) und Vanilleextrakt unterrühren.

3. Köcheln lassen und mixen:

- Reduzieren Sie die Hitze auf eine niedrige Stufe und lassen Sie es etwa 5 Minuten köcheln, wobei Sie gelegentlich umrühren, um die Aromen zu vermischen.

-

ERNÄHRUNGSVORTEILE:

- Kurkuma: Enthält Curcumin, das entzündungshemmende Eigenschaften hat.
- Zimt und Ingwer: Wärmen und können die Verdauung unterstützen.
- Mandelmilch: Wenig Kohlenhydrate und Kalorien.

KRÄUTERTEES

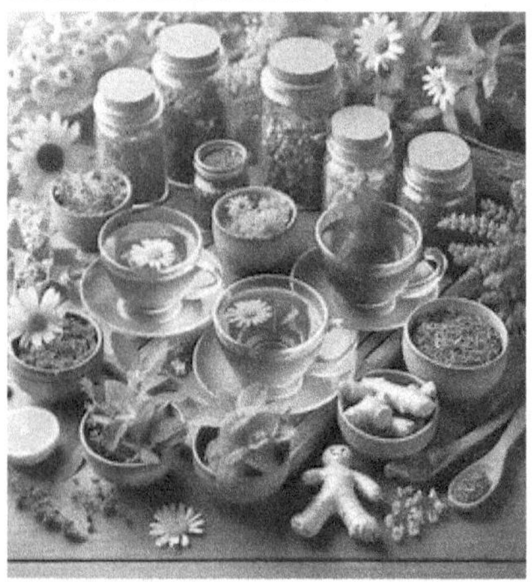

Zutaten:

1. Heißes Wasser
2. Kräuterteebeutel oder lose Kräuter (z. B. Kamille, Pfefferminze oder Lavendel)
3. Honig oder ein paar Tropfen flüssiges Stevia (optional, für die Süße)

Anweisungen:

1. Wasser kochen:
   - Wasser in einem Wasserkocher oder Topf zum Kochen bringen.

2. Den Tee ziehen lassen:

- Geben Sie Kräuterteebeutel oder lose Kräuter in eine Tasse oder Teekanne.
- Gießen Sie das heiße Wasser über die Kräuter und lassen Sie es 510 Minuten lang oder gemäß den Anweisungen in der Packung ziehen.

3. SÜSSEN (OPTIONAL):

- Nach Belieben Honig oder Stevia hinzufügen.

4. SERVIEREN:

- Wenn Sie losen Blatttee verwenden, seihen Sie die Kräuter ab oder entfernen Sie einfach die Teebeutel. Heiß servieren und genießen.

ERNÄHRUNGSVORTEILE:

- Kräutertees: Spenden Feuchtigkeit und bieten je nach verwendeten Kräutern verschiedene gesundheitliche Vorteile.
- Honig oder Stevia: Fügen Sie Süße hinzu, ohne den Blutzuckerspiegel deutlich zu erhöhen.

TIPPS:

- Variationen: Experimentieren Sie mit verschiedenen Kräutern und Gewürzen, um Ihre Getränke an Ihre Geschmackspräferenzen anzupassen.
- Entspannung: Genießen Sie diese warmen Getränke als Teil einer beruhigenden Schlafenszeit oder in Momenten der Entspannung.
- Vorteile für die Gesundheit: Sowohl Kurkuma-Latte als auch Kräutertees bieten Antioxidantien und potenzielle gesundheitliche Vorteile, die über die reine Wärme hinausgehen.

Diese warmen Wohlfühlgetränke sollen für Entspannung und Genuss sorgen und gleichzeitig die Behandlung von Diabetes berücksichtigen. Integrieren Sie diese beruhigenden Getränke in Ihren Alltag für ein beruhigendes und gesundheitsförderndes Erlebnis.

KAPITEL SIEBEN

BESONDERE ANLÄSSE

VORSPEISEN

- Caprese-Spieße: Kirschtomaten, frischer Mozzarella und Basilikum auf Spießen, beträufelt mit Balsamico-Glasur.
- Gefüllte Pilze: Pilze gefüllt mit einer Mischung aus Spinat, Feta-Käse und Kräutern.
- Räucherlachsröllchen: Räucherlachs umwickelt mit Gurkenscheiben und einer leichten Frischkäsefüllung.

HAUPTGÄNGE

- Gegrilltes Hähnchen mit Mango-Salsa: Marinierte gegrillte Hähnchenbrust, garniert mit frischer Mango-Salsa.
- HerbCrusted Salmon: Gebackene Lachsfilets, umhüllt von einer Mischung aus Kräutern und Mandelmehl.
- Gemüsepfanne: Buntes gebratenes Gemüse mit Tofu oder magerem Eiweiß in einer leichten Sojasauce.

SEITEN

- Quinoa-Salat: Quinoa mit Gurkenwürfeln, Kirschtomaten und einer Zitronenvinaigrette.
- Gerösteter Rosenkohl: Mit Olivenöl, Knoblauch und einer Prise Parmesankäse gerösteter Rosenkohl.
- Blumenkohlbrei: Cremiges Blumenkohlpüree, gewürzt mit Kräutern und einem Hauch griechischem Joghurt.

NACHSPEISEN

- Zuckerfreier Käsekuchen: Ein Käsekuchen ohne Kruste, gesüßt mit Stevia oder Erythrit, garniert mit frischen Beeren.
- Erdbeeren mit dunkler Schokoladenüberzug: Frische Erdbeeren getaucht in dunkle Schokolade (70 % Kakao oder höher).
- Chia-Samen-Pudding: In Mandelmilch mit Vanilleextrakt eingeweichte Chia-Samen, serviert mit einer Prise Nüssen oder Beeren.

GETRÄNKE

- Mocktails: Mineralwasser mit einem Spritzer frischem Limetten- oder Zitronensaft und einem Zweig Minze.
- Infused Water: Mit Gurken und Minze angereichertes Wasser für eine erfrischende Note.
- Kräutertee: Kamillen- oder Lavendeltee, heiß serviert oder mit einer Zitronenscheibe gekühlt.

TIPPS:

- Portionskontrolle: Genießen Sie Desserts und kohlenhydratreiche Gerichte in Maßen.
- Gesunde Alternativen: Verwenden Sie Kräuter, Gewürze und gesündere Kochmethoden wie Grillen oder Backen.
- Vorausplanen: Bereiten Sie Gerichte zu, die Ihren Ernährungsbedürfnissen und Vorlieben entsprechen, und stellen Sie sicher, dass jeder die Mahlzeit genießt.

Diese Ideen zielen darauf ab, besondere Anlässe angenehm zu gestalten und gleichzeitig das Diabetes-Management mit gesunden Zutaten und ausgewogenen Aromen zu unterstützen.

FEIERTAGSFESTE

Die Gestaltung diabetesfreundlicher Feiertagsfeste ermöglicht köstliche Mahlzeiten und berücksichtigt dabei die Gesundheit. Hier einige Ideen für ein festliches und ausgewogenes Feiertagsmenü:

IDEEN FÜR FEIERTAGSFESTE

VORSPEISEN

- Spinat-Artischocken-Dip: Mit Gurkenscheiben oder Vollkorncrackern servieren.
- Krabbencocktail: Pochierte Garnelen, serviert mit einer würzigen Cocktailsauce.
- Gefüllte Paprika: Paprika gefüllt mit einer Mischung aus gemahlenem Truthahn, Quinoa und Gewürzen.

HAUPTGÄNGE

- Gebratener Truthahn: Mit Kräutern und Knoblauch gewürzt, serviert mit einer Beilage Preiselbeersauce (zuckerfrei).
- Gegrillter Lachs: Mariniert in einer Zitronen-Dill-Sauce, garniert mit einer Gurken-Joghurt-Sauce.
- Gemüse-Wellington: Schichten gerösteten Gemüses, eingewickelt in Blätterteig (mit Vollkorn- oder Low-Carb-Gebäck).

SEITEN

- Geröstetes Gemüse: Dazu gehören Rosenkohl, Karotten und Pastinaken, beträufelt mit Olivenöl und Kräutern.
- Grüne Bohnen-Almondine: Frische grüne Bohnen, sautiert mit Mandeln und Knoblauch.
- Blumenkohlgratin: Blumenkohl gebacken in einer cremigen Käsesauce (mit fettarmer Milch oder Pflanzenmilch).

SALATE

- Grünkohlsalat: Massierter Grünkohl mit geröstetem Butternusskürbis, Preiselbeeren und einer leichten Vinaigrette.
- Quinoa-Salat: Quinoa gemischt mit Gurkenwürfeln, Kirschtomaten und einem Zitronen-Kräuter-Dressing.
- Griechischer Salat: Frisches Gemüse mit Gurken, Tomaten, Oliven und Feta-Käse in einem griechischen Dressing.

NACHSPEISEN

- Kürbiskuchen: Hergestellt aus Vollkorn- oder Mandelmehlkruste und gesüßt mit Stevia oder Erythrit.
- Bratäpfel: Mit einer Mischung aus Nüssen, Zimt und einem Hauch Honig gefüllte Äpfel, die zart gebacken werden.
- Beeren mit Schlagsahne: Frische Beeren, garniert mit einem Klecks Schlagsahne (mit fettarmer Sahne oder Kokosmilchcreme).

GETRÄNKE

- Glühwein: Warmer Apfelwein, gekocht mit Zimtstangen, Nelken und einem Hauch Orangenschale (leicht gesüßt oder mit einem Zuckerersatz).
- Mineralwasser mit Zitrusfrüchten: Mineralwasser mit einem Spritzer frischem Zitrussaft und einem Zweig Rosmarin.
- Heißer Kräutertee: Kamillen- oder Pfefferminztee, heiß serviert mit einem Hauch Zitrone.

TIPPS:

- Ausgewogene Portionen: Entscheiden Sie sich für kleinere Portionen kohlenhydratreicher Gerichte und füllen Sie sich mit Gemüse und magerem Eiweiß.
- Gesunde Kochmethoden: Braten, grillen oder dämpfen Sie Speisen statt zu braten.
- Planen Sie im Voraus: Bereiten Sie Gerichte zu, die Ihren Ernährungsbedürfnissen und Vorlieben entsprechen, damit jeder das festliche Essen genießt.

Mit diesen Ideen soll ein festliches Feiertagsmahl geschaffen werden, das sowohl Spaß macht als auch die Diabetes-Behandlung unterstützt, wobei der Schwerpunkt auf frischen Zutaten, ausgewogenen Aromen und bewussten Portionsgrößen liegt.

Mit Kräutern gerösteter Truthahn

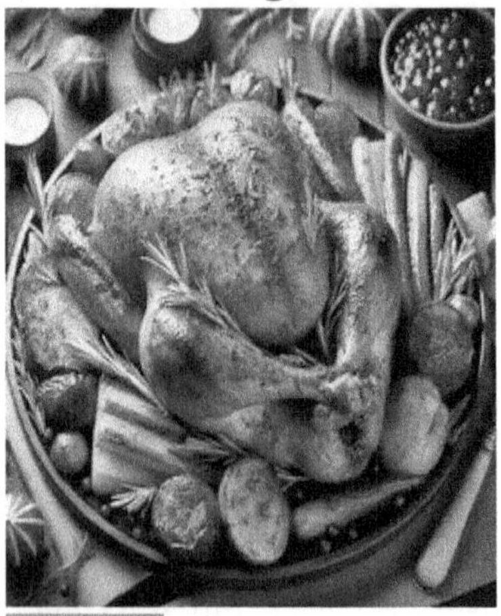

Zutaten:

1. 1 ganzer Truthahn (1214 Pfund), aufgetaut, falls gefroren
2. 1/2 Tasse ungesalzene Butter, weich
3. 4 Knoblauchzehen, gehackt
4. 2 EL frischer Rosmarin, gehackt
5. 2 EL frische Thymianblätter
6. 2 EL frische Salbeiblätter, gehackt
7. Salz und Pfeffer nach Geschmack
8. 1 Zitrone, halbiert
9. 1 Zwiebel, geviertelt
10. 45 Zweige frischer Rosmarin, Thymian und Salbei Olivenöl

Anweisungen:

1. Bereiten Sie den Truthahn vor:

- Heizen Sie Ihren Backofen auf 325 °F (165 °C) vor.
- Entfernen Sie die Innereien und den Hals der Pute aus der Mulde. Spülen Sie den Truthahn innen und außen unter kaltem Wasser ab und tupfen Sie ihn anschließend mit Papiertüchern trocken.

2. KRÄUTERBUTTER:

- In einer kleinen Schüssel die weiche Butter, den gehackten Knoblauch, den gehackten Rosmarin, den Thymian und den Salbei vermischen. Mit Salz und Pfeffer würzen.

3. Den Truthahn würzen und füllen:

- Lösen Sie vorsichtig die Haut der Putenbrust und reiben Sie die Hälfte der Kräuterbuttermischung gleichmäßig unter die Haut.
- Reiben Sie die Außenseite des Truthahns mit der restlichen Kräuterbuttermischung ein. Großzügig mit Salz und Pfeffer würzen.
- Den Hohlraum des Truthahns mit Zitronenhälften, geviertelten Zwiebeln und frischen Kräuterzweigen füllen.

4. TRUSS THE TURKEY:

- Binden Sie die Beine mit Küchengarn zusammen und stecken Sie die Flügelspitzen unter den Körper des Truthahns.

5. RÖSTEN:

- Legen Sie den Truthahn mit der Brustseite nach oben auf einen Rost in einer Bratpfanne. Olivenöl über den Truthahn träufeln.
- Den Truthahn locker mit Alufolie abdecken.

6. Den Truthahn braten:

- Braten Sie den Truthahn im vorgeheizten Ofen etwa 1315 Minuten pro Pfund oder bis ein in die dickste Stelle des Oberschenkels eingeführtes Fleischthermometer 165 °F (75 °C) anzeigt.
- Entfernen Sie während der letzten 45 Minuten des Bratens das Folienzelt, damit die Haut braun werden kann.

7. AUSRUHEN:

- Sobald der Truthahn gegart ist, legen Sie ihn auf ein Schneidebrett, decken Sie ihn locker mit Folie ab und lassen Sie ihn mindestens 20 bis 30 Minuten ruhen, bevor Sie ihn anschneiden. Dadurch kann sich der Saft verteilen und das Schnitzen wird erleichtert.

8. SCHNITZEN:

- Den Truthahn tranchieren und mit Ihren Lieblingsbeilagen und Soßen servieren.

TIPPS:

- Begießen: Den Truthahn gelegentlich mit Bratensaft begießen, um ihn feucht zu halten.
- Sicherheit beim Füllen: Wenn Sie den Truthahn füllen möchten, stellen Sie aus Sicherheitsgründen sicher, dass die Füllung eine Innentemperatur von 75 °C (165 °F) erreicht.
- Reste: Bewahren Sie Truthahnreste innerhalb von 2 Stunden nach dem Garen im Kühlschrank auf. Reste innerhalb von 34 Tagen aufbrauchen oder für längere Lagerung einfrieren.

Genießen Sie Ihren mit Kräutern gebratenen Truthahn als Herzstück Ihres Festtags, mit zartem, würzigem Fleisch und aromatischen Kräutern, die jeden Bissen verfeinern!

SÜSSKARTOFFEL-AUFLAUF

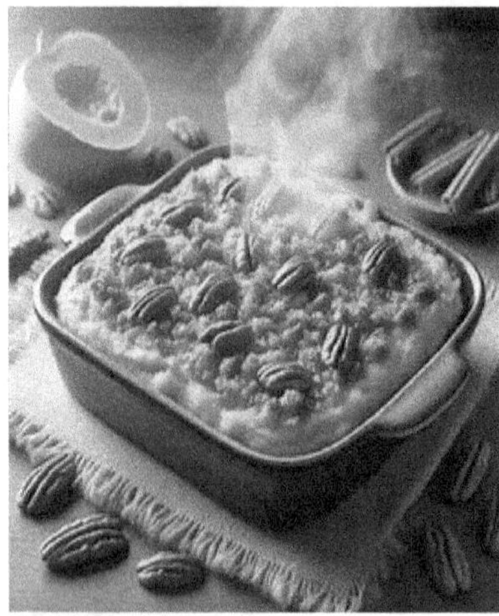

Zutaten:

1. 45 mittelgroße Süßkartoffeln, geschält und gewürfelt
2. 1/4 Tasse ungesalzene Butter, geschmolzen
3. 1/4 Tasse Milch (oder milchfreie Milchalternative)
4. 1/4 Tasse Ahornsirup oder Honig
5. 1 TL Vanilleextrakt
6. 1/2 TL gemahlener Zimt
7. 1/4 TL gemahlene Muskatnuss
8. 1/4 TL Salz
9. 1/2 Tasse gehackte Pekannüsse oder Walnüsse (optional, zum Garnieren)
10. 1/4 Tasse brauner Zucker (optional, zum Garnieren)

Anweisungen:

1. Süßkartoffeln zubereiten:
   - Heizen Sie den Ofen auf 350 °F (175 °C) vor.
   - Die Süßkartoffeln schälen und würfeln. Geben Sie sie in einen großen Topf mit Wasser und bringen Sie sie zum Kochen. Etwa 1520 Minuten kochen, bis es weich ist. Gut abtropfen lassen.

2. SÜßKARTOFFELN PÜREN:
- In einer großen Schüssel die gekochten Süßkartoffeln zerstampfen, bis eine glatte Masse entsteht.

3. ZUTATEN MISCHEN:
- Fügen Sie geschmolzene Butter, Milch, Ahornsirup oder Honig, Vanilleextrakt, Zimt, Muskatnuss und Salz zum Süßkartoffelpüree hinzu. Rühren, bis alles gut vermischt ist.

4. ZUSAMMENBAUEN UND BACKEN:
- Die Süßkartoffelmischung in eine gefettete Auflaufform geben.
- In einer kleinen Schüssel gehackte Pekannüsse oder Walnüsse mit braunem Zucker (falls verwendet) vermischen. Gleichmäßig über die Süßkartoffelmischung streuen.

5. BACKEN:

- Ohne Deckel 2530 Minuten backen oder bis es durchgeheizt ist und der Belag goldbraun ist.

6. SERVIEREN:

- Warm als Beilage für Familientreffen oder Feiertagsessen servieren.

TIPPS:

- Bereiten Sie es vor: Sie können den Süßkartoffelauflauf bis zu Schritt 4 einen Tag im Voraus zubereiten. Gut abdecken und im Kühlschrank aufbewahren. Lassen Sie es vor dem Backen etwa 30 Minuten bei Zimmertemperatur ruhen und backen Sie es dann wie angegeben.
- Variationen: Für eine gesündere Variante reduzieren Sie die Süßstoffmenge oder verwenden Sie einen Zuckerersatz. Für eine würzige Note können Sie auch eine Prise Cayennepfeffer hinzufügen.
- Nussfreie Option: Lassen Sie die Nüsse weg, wenn Sie Allergien haben oder ein nussfreies Gericht bevorzugen.

GEGRILLTE GEMÜSEPLATTE

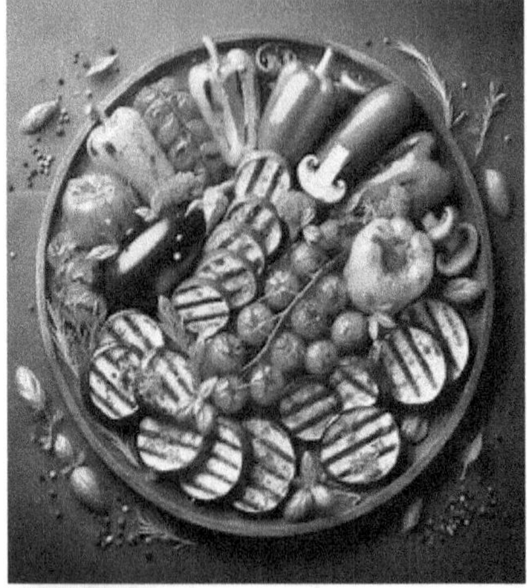

1. Verschiedene Gemüsesorten wie Paprika, Zucchini, Auberginen, Pilze und Kirschtomaten
2. Olivenöl
3. Balsamico-Essig (optional)
4. Frische Kräuter (wie Thymian, Rosmarin oder Basilikum), gehackt
5. Salz und Pfeffer nach Geschmack

Anweisungen:

1. Gemüse vorbereiten:
 Gemüse waschen und in mundgerechte Stücke oder Scheiben schneiden.

2. MARINIEREN (OPTIONAL):

- In einer großen Schüssel das Gemüse mit Olivenöl, Balsamico-Essig (falls verwendet), gehackten Kräutern, Salz und Pfeffer vermengen. 1530 Minuten marinieren lassen, um den Geschmack zu verstärken.

3. GRILLEN:

- Den Grill auf mittlere bis hohe Hitze vorheizen.
- Legen Sie das Gemüse in einer einzigen Schicht auf den Grill oder verwenden Sie einen Grillkorb, um zu verhindern, dass kleine Stücke durchfallen.
- 35 Minuten pro Seite grillen oder bis es weich und leicht verkohlt ist. Die Garzeiten können je nach Dicke des Gemüses variieren.

4. SERVIEREN:

- Gegrilltes Gemüse auf einer Platte anrichten. Nach Belieben mit weiteren frischen Kräutern garnieren.

TIPPS:

- Variationen: Experimentieren Sie mit verschiedenen Gemüse- und Gewürzmischungen, ganz nach Ihren Geschmacksvorlieben.
- Option für den Innenbereich: Wenn Sie keinen Zugang zu einem Grill haben, können Sie das Gemüse auch etwa 2025 Minuten lang bei 200 °C (400 °F) im Ofen rösten und nach der Hälfte der Zeit wenden.

Diese Gerichte eignen sich perfekt für Familientreffen und bieten mit der Wärme des Süßkartoffelauflaufs und den lebendigen Aromen der gegrillten Gemüseplatte sowohl Komfort als auch Ernährung. Viel Spaß beim Teilen dieser köstlichen Rezepte mit Ihren Lieben!

QUINOA GEFÜLLTE PAPRIKA

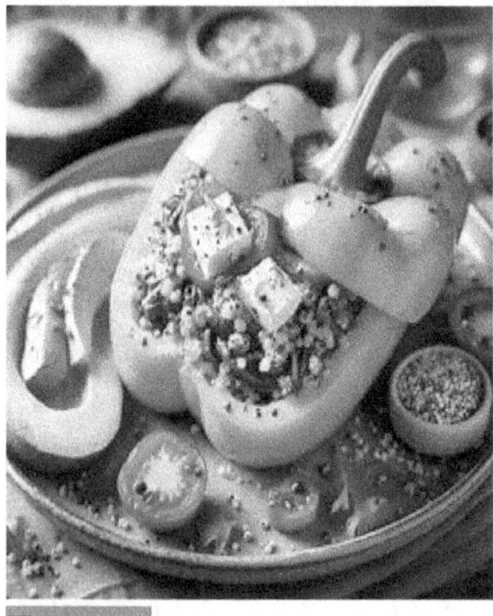

Zutaten:

1. 4 große Paprikaschoten (jede Farbe), Oberteile abgeschnitten und Kerne entfernt
2. 1 Tasse Quinoa, abgespült
3. 2 Tassen Gemüsebrühe oder Wasser
4. 1 EL Olivenöl
5. 1 kleine Zwiebel, fein gehackt
6. 2 Knoblauchzehen, gehackt
7. 1 Dose (15 oz) schwarze Bohnen, abgetropft und abgespült
8. 1 Dose (14,5 oz) gewürfelte Tomaten, abgetropft
9. 1 TL gemahlener Kreuzkümmel
10. 1 TL Chilipulver
11. Salz und Pfeffer nach Geschmack
12. 1/2 Tasse geriebener Cheddar-Käse oder milchfreier Käse (optional, als Belag)
13. Frischer Koriander oder Petersilie, gehackt (zum Garnieren)

Anweisungen:

1. Quinoa zubereiten:

- In einem mittelgroßen Topf die Gemüsebrühe (oder Wasser) zum Kochen bringen. Quinoa hinzufügen, Hitze reduzieren, abdecken und 1520 Minuten köcheln lassen, oder bis das Quinoa gar ist und die Flüssigkeit aufgesogen ist. Vom Herd nehmen und mit einer Gabel auflockern.

2. PAPRIKA VORBEREITEN:

- Heizen Sie den Backofen auf 375 °F (190 °C) vor.
- Die ausgehöhlten Paprikaschoten in eine Auflaufform geben. Die Außenseiten leicht mit Olivenöl beträufeln oder besprühen. 1520 Minuten backen, bis es leicht weich ist. Aus dem Ofen nehmen und beiseite stellen.

3. FÜLLUNG HERSTELLEN:

- In einer großen Pfanne Olivenöl bei mittlerer Hitze erhitzen. Gehackte Zwiebeln und Knoblauch dazugeben und ca. 34 Minuten anbraten, bis sie weich sind und duften.

4. ZUTATEN KOMBINIEREN:

- Gekochte Quinoa, schwarze Bohnen, Tomatenwürfel, gemahlenen Kreuzkümmel, Chilipulver, Salz und Pfeffer unterrühren. Weitere 23 Minuten kochen, bis alles durchgewärmt und gut vermischt ist. Je nach Geschmack würzen.

5. PAPRIKA FÜLLEN:

- Die Quinoa-Mischung gleichmäßig in die gebackenen Paprika geben, bis sie bis zum Rand gefüllt ist.

6. NOCHMALS BACKEN:

- Wenn Sie Käse verwenden, streuen Sie geriebenen Käse über die gefüllten Paprikaschoten.
- Die gefüllten Paprika zurück in den Ofen geben und weitere 1520 Minuten backen, oder bis die Paprika weich sind und der Käse geschmolzen ist und Blasen wirft.

7. SERVIEREN:

- Gefüllte Paprika aus dem Ofen nehmen. Nach Belieben mit gehacktem frischem Koriander oder Petersilie garnieren und warm servieren.

TIPPS:

- Variationen: Passen Sie die Füllung mit Ihrem Lieblingsgemüse an oder fügen Sie Hackfleisch für zusätzliches Protein hinzu.
- Bereiten Sie es vor: Bereiten Sie die Quinoa-Mischung vor und füllen Sie die Paprikaschoten bis zu einem Tag im Voraus. Gut abdecken und bis zum Backen im Kühlschrank aufbewahren.
- Vegetarisch/Vegan: Lassen Sie den Käse weg oder verwenden Sie eine milchfreie Käsealternative, um dieses Gericht vegan zu machen.

Genießen Sie diese herzhaften und nahrhaften, mit Quinoa gefüllten Paprikaschoten als aromatisches Hauptgericht oder Beilage zu einer vollwertigen Mahlzeit!

QUINOA GEFÜLLTE PAPRIKA

Gerichte, die sich perfekt für Partys und Feiern eignen, weil sie sowohl köstlich sind als auch für verschiedene Ernährungsbedürfnisse geeignet sind:

MENÜ FÜR PARTEIEN UND FEIERN

VORSPEISEN

- Caprese-Spieße: Kirschtomaten, frische Mozzarella-Kugeln und Basilikumblätter am Spieß, beträufelt mit Balsamico-Glasur.
- Gefüllte Pilze: Mit einer Mischung aus Spinat, Feta-Käse und Semmelbröseln gefüllte Pilze.
- Mini-Hähnchen-Satay-Spieße: Gegrillte Hähnchenspieße, mariniert in Erdnusssauce, serviert mit einer Dip-Sauce.

HAUPTGÄNGE

- HerbRoasted Chicken: Zartes Hähnchen, gebraten mit einer Mischung aus frischen Kräutern und serviert mit geröstetem Gemüse.
- Vegetarische Paella: Ein würziges spanisches Reisgericht mit Safran, gemischtem Gemüse und Kichererbsen.
- Gefüllte Paprika: Paprika gefüllt mit einer herzhaften Mischung aus Quinoa, schwarzen Bohnen und Gewürzen.

SEITEN

- Gerösteter Knoblauch-Blumenkohlpüree: Cremiger Blumenkohlpüree mit geröstetem Knoblauch, perfekt als kohlenhydratarme Alternative zu Kartoffelpüree.
- Quinoa-Salat mit Kichererbsen und mediterranem Gemüse: Ein erfrischender Salat mit Quinoa, Kichererbsen, Gurken, Kirschtomaten und einem Zitronen-Kräuter-Dressing.
- Gerösteter Rosenkohl mit Balsamico-Glasur: Rosenkohl knusprig geröstet und mit einer würzigen Balsamico-Reduktion beträufelt.

SALATE

- Griechischer Salat: Frischer Salat, Gurken, Tomaten, rote Zwiebeln, Kalamata-Oliven und Feta-Käse, geschwenkt in einem griechischen Dressing.
- Spinat-Erdbeer-Salat: Babyspinat mit frischen Erdbeeren, gerösteten Mandeln und einer leichten Balsamico-Vinaigrette.
- Mango-Avocado-Salat: Gemischtes Gemüse mit reifer Mango, Avocadoscheiben, roten Zwiebeln und einem Zitrusdressing.

NACHSPEISEN

- Frischer Obstteller: Eine bunte Auswahl an saisonalen Früchten, perfekt zur Erfrischung des Gaumens.
- In Schokolade getunkte Erdbeeren: Saftige Erdbeeren, in dunkle Schokolade getaucht und gekühlt, bis sie fest sind.
- Mini-Käsekuchen: Einzelne Käsekuchen mit Graham-Cracker-Kruste, garniert mit frischen Beeren oder Fruchtkompott.

GETRÄNKE

- Mocktails: Alkoholfreie Getränke wie eine spritzige Cranberry-Schorle oder ein frischer Mojito.
- Eistee-Bar: Bieten Sie eine Auswahl an aromatisierten Eistees mit Zitronenschnitzen und frischer Minze.
- Fruit Infused Water: Erfrischendes Wasser mit Zitrusfrucht-, Beeren- oder Gurkenscheiben.

TIPPS:

- Präsentation: Ordnen Sie die Gerichte für eine attraktive Präsentation auf Platten und in Schüsseln an.
- Allergien und Vorlieben: Berücksichtigen Sie diätetische Einschränkungen und bieten Sie Optionen an, die auf unterschiedliche Bedürfnisse eingehen, z. B. vegetarisch, glutenfrei oder milchfrei.
- Vorbereitung: Planen Sie im Voraus und bereiten Sie Gerichte zu, die im Voraus zubereitet werden können, um den Stress am Tag der Veranstaltung zu reduzieren.

Diese Gerichte sollen schmackhaft und sättigend sein und dafür sorgen, dass jeder ein unvergessliches und köstliches Zusammensein genießen kann. Passen Sie die Rezepte nach Bedarf an Ihre Geschmackspräferenzen und Ernährungsbedürfnisse an.

MINI CAPRESE-SPIESSE

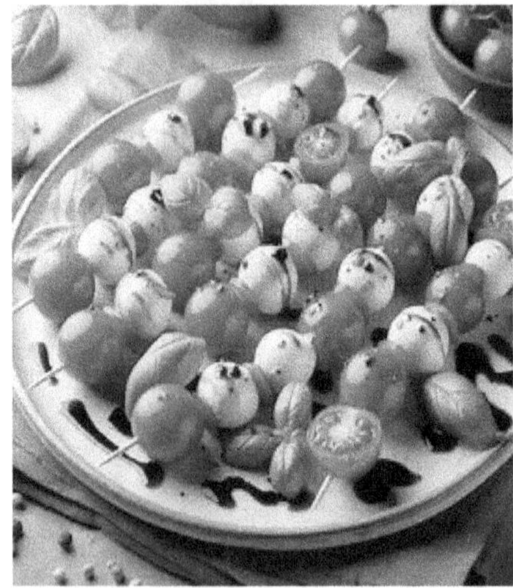

1. Kirsch- oder Traubentomaten
2. Frische Mozzarella-Kugeln (Bocconcini)
3. Frische Basilikumblätter
4. Balsamico-Glasur
5. Olivenöl
6. Salz und Pfeffer nach Geschmack
7. Zahnstocher oder kleine Spieße

Anweisungen:

1. Zutaten vorbereiten:

- Die Tomaten waschen und trocken tupfen. Lassen Sie die Mozzarella-Kugeln abtropfen, wenn sie in Wasser gelagert wurden.
- Pflücken Sie kleine, gleichmäßig große Basilikumblätter oder reißen Sie größere Blätter in kleinere Stücke.

2. Spieße zusammenbauen:

- Auf jeden Zahnstocher oder Spieß eine Kirschtomate, eine Mozzarellakugel und ein Basilikumblatt stecken.
- Wiederholen Sie den Vorgang, bis alle Zutaten aufgebraucht sind, und machen Sie so viele Spieße wie gewünscht.

3. SAISON UND GARNITUR:

- Ordnen Sie die Spieße auf einer Servierplatte an.
- Mit Olivenöl und Balsamico-Glasur beträufeln.
- Leicht mit Salz und Pfeffer abschmecken.

4. SERVIEREN:

- Sofort als köstliche Vorspeise oder Vorspeise servieren.

TIPPS:

- Variationen: Für eine besondere Note können Sie eine kleine Scheibe Prosciutto zwischen Tomate und Mozzarella legen.
- Vorbereiten: Sie können die Spieße bis zu ein paar Stunden im Voraus zubereiten und abgedeckt im Kühlschrank aufbewahren. Kurz vor dem Servieren mit Olivenöl und Balsamico-Glasur beträufeln.
- Präsentation: Ordnen Sie die Spieße für eine elegante Präsentation auf einem Bett aus frischen Basilikumblättern oder einer dekorativen Platte an.

Diese Mini-Caprese-Spieße sind nicht nur optisch ansprechend, sondern strotzen auch vor frischen Aromen, was sie zu einer perfekten Ergänzung für jede Party oder Feier macht.

<h1 style="text-align:center">In dunkle Schokolade getunkte Erdbeeren</h1>

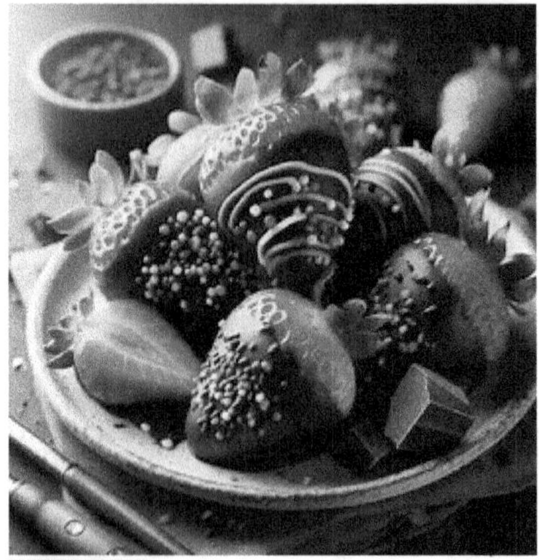

Zutaten:

1. Frische Erdbeeren, gründlich gewaschen und getrocknet
2. Dunkle Schokoladenstückchen oder gehackte dunkle Schokolade (mindestens 70 % Kakao)
3. Weiße Schokoladenstückchen (optional, zur Dekoration)
4. Gehackte Nüsse, Kokosflocken oder Streusel (optional, zur Dekoration)

Anweisungen:

1. Bereiten Sie die Erdbeeren vor:
   - Waschen Sie die Erdbeeren unter kaltem Wasser und tupfen Sie sie mit Papiertüchern trocken. Damit die Schokolade gut haftet, ist es wichtig, dass sie vollständig trocken sind.

2. SCHOKOLADE SCHMELZEN:

- In einer mikrowellengeeigneten Schüssel oder im Wasserbad die dunkle Schokolade schmelzen, bis sie glatt und cremig ist. Wenn Sie eine Mikrowelle verwenden, erhitzen Sie es in 30-Sekunden-Intervallen und rühren Sie zwischen jedem Intervall um, bis es geschmolzen ist.

3. ERDBEEREN DIPPEN:

- Fassen Sie jede Erdbeere am Stiel und tauchen Sie sie in die geschmolzene dunkle Schokolade. Dabei schwenken Sie sie, bis etwa zwei Drittel der Beere bedeckt sind.

4. DEKORIEREN (OPTIONAL):

- Wenn Sie möchten, können Sie, während die Schokolade noch feucht ist, gehackte Nüsse, Kokosflocken oder Streusel über die eingetauchten Erdbeeren streuen.

5. ERDBEEREN EINRICHTEN:

- Legen Sie jede eingetauchte Erdbeere zum Festwerden auf ein mit Backpapier ausgelegtes Backblech oder Blech. Lassen Sie sie bei Zimmertemperatur ruhen, bis die

Schokolade hart wird, oder stellen Sie sie zum schnelleren Festwerden in den Kühlschrank.

6. Optionaler Nieselregen mit weißer Schokolade:
- Die weißen Schokoladenstückchen in einer separaten Schüssel schmelzen und zur Dekoration mit einer Gabel oder einem Spritzbeutel über die eingetauchten Erdbeeren träufeln.

7. SERVIEREN:
- Ordnen Sie die mit dunkler Schokolade überzogenen Erdbeeren auf einer Servierplatte an. Am besten genießt man sie frisch, kann aber bis zu 24 Stunden im Kühlschrank aufbewahrt werden. Bringen Sie sie vor dem Servieren auf Zimmertemperatur, um den besten Geschmack und die beste Konsistenz zu erzielen.

TIPPS:
- Qualitätsschokolade: Verwenden Sie hochwertige dunkle Schokolade mit mindestens 70 % Kakao für einen reichen Geschmack und gesundheitliche Vorteile.
- Variationen: Experimentieren Sie mit verschiedenen Überzügen wie zerstoßenen Pistazien, Meersalzflocken oder sogar einer Prise Chilipulver für einen würzigen Kick.
- Präsentation: Auf einer mit dekorativem Pergamentpapier ausgelegten Platte oder einzeln in Mini-Cupcake-Förmchen servieren, um einen raffinierten Look zu erzielen.

Mit dunkler Schokolade überzogene Erdbeeren sind ein köstlicher Leckerbissen, der die Süße von Erdbeeren mit der Fülle von dunkler Schokolade verbindet und sich somit perfekt für Partys, Feiern oder als besonderes Dessert zu jeder Zeit eignet.

KAPITEL ACHT

PLANUNG UND ZUBEREITUNG VON MAHLZEITEN

Die Planung und Zubereitung von Mahlzeiten ist für eine gesunde und organisierte Ernährung unerlässlich. Hier ist ein Leitfaden, der Ihnen hilft, Ihren Essensplanungs- und Zubereitungsprozess zu optimieren:

Tipps zur Essensplanung

1. Ziele setzen und Präferenzen berücksichtigen:
   - Bestimmen Sie Ihre Ernährungsziele, sei es die Behandlung von Diabetes, Gewichtsverlust oder die Verbesserung der allgemeinen Gesundheit. Berücksichtigen Sie Vorlieben und etwaige Ernährungseinschränkungen.

2. Erstellen Sie ein Wochenmenü:
   - Planen Sie Mahlzeiten für die kommende Woche, einschließlich Frühstück, Mittagessen, Abendessen und Snacks. Wählen Sie Rezepte, die Nährstoffe und Aromen in Einklang bringen.

3. Sorgen Sie für Abwechslung:
   - Integrieren Sie eine Vielzahl von Lebensmitteln aus verschiedenen Lebensmittelgruppen: mageres Eiweiß, Vollkornprodukte, Obst, Gemüse und gesunde Fette.

4. Überprüfen Sie Speisekammer und Kühlschrank:
   - Machen Sie eine Bestandsaufnahme der Zutaten, die Sie bereits haben. Planen Sie Ihre Mahlzeiten anhand Ihrer bereits vorhandenen Lebensmittel, um Abfall zu reduzieren und Geld zu sparen.

5. Batch-Kochen:
   - Planen Sie, große Mengen wichtiger Zutaten wie Getreide, Proteine und Soßen zu kochen, die in mehreren Mahlzeiten über die Woche verteilt verwendet werden können.

6. Berücksichtigen Sie die Bequemlichkeit:
   - Wählen Sie Rezepte, die einfach zuzubereiten sind und in Ihren Zeitplan passen. Nutzen Sie aus Effizienzgründen Slow Cooker, Instant-Töpfe oder Eintopfgerichte.

7. Portionskontrolle:
   - Beachten Sie die Portionsgrößen, um ein Überessen zu vermeiden. Für eine genaue Portionierung verwenden Sie kleinere Teller oder Behälter.

TIPPS ZUR MAHLZEITZUBEREITUNG

1. Zutaten vorbereiten:
   - Waschen, hacken und portionieren Sie Gemüse, Obst und Proteine im Voraus. Bewahren Sie sie für einen einfachen Zugriff in Behältern oder Beuteln mit Reißverschluss auf.

2. In großen Mengen kochen:
   - Bereiten Sie große Mengen Getreide (wie Quinoa oder brauner Reis), Proteine (gegrilltes Hähnchen, Tofu) und Gemüse (geröstet oder gedünstet) zu, die die ganze Woche über gemischt und kombiniert werden können.

3. Gefrierschrank verwenden:
   - Frieren Sie einzelne Portionen Suppen, Eintöpfe oder Aufläufe für schnelle Mahlzeiten ein. Beschriften und datieren Sie die Behälter zur einfachen Identifizierung.

4. Portionsmahlzeiten:
   - Teilen Sie die Mahlzeiten in Portionsbehältern auf, damit Sie sie an arbeitsreichen Tagen bequem zum Mitnehmen mitnehmen können. Dies hilft bei der Portionskontrolle und reduziert die Entscheidungsfindung.

5. Snacks zubereiten:
   - Bereiten Sie im Voraus gesunde Snacks wie geschnittenes Obst, Gemüse mit Hummus oder Joghurtparfaits zu, um den Heißhunger einzudämmen.

6. Planen Sie die Vorbereitungszeit ein:
   - Legen Sie jede Woche einen bestimmten Tag oder eine bestimmte Uhrzeit für die Essensplanung und -zubereitung fest. Diese Routine hilft, den Prozess zu rationalisieren und stellt sicher, dass Sie bei Bedarf Mahlzeiten bereit haben.

ZUSÄTZLICHE TIPPS
- Bleiben Sie flexibel: Lassen Sie Spielraum für Anpassungen basierend auf Ihrem Wochenplan oder unerwarteten Ereignissen.
- Planen Sie Reste ein: Planen Sie Mahlzeiten, die sich leicht in neue Gerichte umwandeln lassen, um Lebensmittelverschwendung zu minimieren.
- Verfolgen Sie den Fortschritt: Führen Sie ein Ernährungstagebuch oder verwenden Sie Apps, um Mahlzeiten, Portionsgrößen und Nährstoffaufnahme für eine bessere Verantwortlichkeit zu verfolgen.

Durch die Umsetzung dieser Strategien zur Essensplanung und -zubereitung können Sie Zeit sparen, sich gesünder ernähren und den mit der täglichen Essensentscheidung verbundenen

Stress reduzieren. Passen Sie diese Tipps an Ihren Lebensstil und Ihre Vorlieben an, um optimale Ergebnisse zu erzielen.

BEISPIELE FÜR WÖCHENTLICHE ESSENPLÄNE

Beispiel 1: Ausgewogener, diabetesfreundlicher Speiseplan

TAG 1:
- Frühstück: Griechischer Joghurt mit gemischten Beeren und einer Prise Chiasamen.
- Mittagessen: Quinoa- und schwarzer Bohnensalat mit gemischtem Gemüse, Kirschtomaten, Gurken und einer Zitronenvinaigrette.
- Abendessen: Gegrillter Lachs mit gedünstetem Spargel und einer Beilage gerösteter Süßkartoffeln.
- Snack: Apfelscheiben mit Mandelbutter.

TAG 2:
- Frühstück: Spinat-Pilz-Omelett mit Vollkorn-Toast.
- Mittagessen: Truthahn-Avocado-Wrap mit einem Beilagensalat (gemischtes Gemüse, Paprika und ein leichtes Balsamico-Dressing).
- Abendessen: Blumenkohlreis unter Rühren mit Tofu, Brokkoli, Karotten und Erbsen in einer Teriyaki-Sauce anbraten.
- Snack: Griechisches Joghurtparfait mit Müsli und frischen Beeren.

TAG 3:
- Frühstück: Overnight Oats aus Haferflocken, Mandelmilch, Bananenscheiben und einer Prise Zimt.
- Mittagessen: Linsen-Gemüse-Suppe mit Vollkorncrackern als Beilage.
- Abendessen: Gefüllte Paprika mit gemahlenem Truthahn, Quinoa, Tomaten und Gewürzen, garniert mit geschmolzenem Käse.
- Snack: Karottenstifte mit Hummus.

TAG 4:
- Frühstück: Smoothie mit Spinat, Ananas, griechischem Joghurt und einer Kugel Proteinpulver.
- Mittagessen: Kichererbsensalat-Sandwich auf Vollkornbrot mit gemischtem Gemüse.
- Abendessen: Gebackene Hähnchenbrust mit einer Beilage Quinoa und geröstetem Rosenkohl.
- Snack: Gemischte Nüsse und Samen.

TAG 5:
- Frühstück: Vollkorn-Toast mit Avocadopüree und pochierten Eiern.
- Mittagessen: Mediterraner Quinoa-Salat mit Gurken, Kirschtomaten, Oliven, Feta-Käse und Zitronen-Kräuter-Dressing.

- Abendessen: Gegrillte Garnelenspieße mit einer Beilage aus braunem Reis und gedünsteten grünen Bohnen.
- Snack: Frischer Obstsalat.

TAG 6:
- Frühstück: Hüttenkäse mit Pfirsichscheiben und einer Prise Sonnenblumenkernen.
- Mittagessen: Caprese-Salat mit Tomatenscheiben, frischem Mozzarella, Basilikumblättern und einem Schuss Balsamico-Glasur.
- Abendessen: Gebratener Tofu und Gemüse (Paprika, Brokkoli und Zuckererbsen) in einer Ingwer-Sojasauce, serviert auf Quinoa.
- Snack: Reiskuchen mit Mandelbutter und Bananenscheiben.

TAG 7:
- Frühstück: Vollkornpfannkuchen mit frischen Beeren und einem Klecks griechischem Joghurt.
- Mittagessen: Spinat-Erdbeer-Salat mit Mandeln, Feta-Käse und einer leichten Vinaigrette.
- Abendessen: Gebackener Lachs mit einer Beilage aus geröstetem Gemüse (Zucchini, Karotten und rote Paprika).
- Snack: Selleriestangen mit Erdnussbutter.

Beispiel 2: Vegetarischer Diabetes-freundlicher Speiseplan

TAG 1:
- Frühstück: Chia-Samen-Pudding aus Mandelmilch, garniert mit Kiwischeiben und einem Schuss Honig.
- Mittagessen: Quinoa-Kichererbsen-Salat mit gewürfelten Paprika, Gurken und einem Zitronen-Tahini-Dressing.
- Abendessen: Auberginen-Kichererbsen-Curry, serviert mit braunem Reis.
- Snack: Gemischte Nüsse und Trockenfrüchte.

TAG 2:
- Frühstück: Smoothie-Bowl mit gemischten Beeren, Spinat, griechischem Joghurt und Müsli.
- Mittagessen: Linsensuppe mit einer Beilage Vollkornbrot.
- Abendessen: Gefüllte Portobello-Pilze, gefüllt mit Quinoa, Spinat und Feta-Käse.
- Snack: Griechischer Joghurt mit einem Schuss Honig.

TAG 3:
- Frühstück: Vollkorn-Toast mit Avocadopüree und Tomatenscheiben.

- Mittagessen: Spinat-Feta-Kichererbsen-Burger mit Beilagensalat.
- Abendessen: Vegetarisches Chili mit Kidneybohnen, Tomaten und Paprika, serviert mit grünem Salat.
- Snack: Apfelscheiben mit Mandelbutter.

TAG 4:

- Frühstück: Overnight Oats mit Mandelmilch, Bananenscheiben und einer Prise Zimt.
- Mittagessen: Caprese-Salat mit Tomatenscheiben, frischem Mozzarella, Basilikumblättern und einem Schuss Balsamico-Glasur.
- Abendessen: Zucchininudeln mit Pestosauce und Kirschtomaten.
- Snack: Karottenstifte mit Hummus.

TAG 5:

- Frühstück: Griechischer Joghurt mit gemischten Beeren und einer Prise Chiasamen.
- Mittagessen: Mit Quinoa und schwarzen Bohnen gefüllte Paprikaschoten mit gemischtem Gemüse als Beilage.
- Abendessen: Blumenkohlreis unter Rühren mit Tofu, Brokkoli, Karotten und Erbsen in einer Teriyaki-Sauce anbraten.
- Snack: Hüttenkäse mit geschnittenen Pfirsichen.

TAG 6:

- Frühstück: Spinat-Pilz-Omelett mit Vollkorn-Toast.
- Mittagessen: Mediterraner Quinoa-Salat mit Gurken, Kirschtomaten, Oliven, Feta-Käse und Zitronen-Kräuter-Dressing.
- Abendessen: Gebratener Tofu und Gemüse (Paprika, Brokkoli und Zuckererbsen) in einer Ingwer-Sojasauce, serviert auf braunem Reis.
- Snack: Gemischte Nüsse und Samen.

TAG 7:

- Frühstück: Vollkornpfannkuchen mit frischen Beeren und einem Klecks griechischem Joghurt.
- Mittagessen: Spinat-Erdbeer-Salat mit Mandeln, Feta-Käse und einer leichten Vinaigrette.
- Abendessen: Gerösteter Gemüse- und Kichererbsensalat mit Zitronen-Tahini-Dressing.
- Snack: Frischer Obstsalat.

TIPPS FÜR DIE ESSENPLANUNG:

- Bereiten Sie sich im Voraus vor: Nehmen Sie sich jede Woche etwas Zeit, um Zutaten vorzubereiten oder in mehreren Portionen zu kochen, um die Essenszubereitung an arbeitsreichen Tagen zu optimieren.
- Vielfalt: Integrieren Sie eine Vielzahl von Farben, Texturen und Geschmacksrichtungen, um eine ausgewogene Ernährung zu gewährleisten.
- Portionskontrolle: Achten Sie auf die Portionsgrößen, um den Blutzuckerspiegel zu kontrollieren und ein gesundes Gewicht zu halten.

- Genießen Sie ausgewogene Snacks: Wählen Sie Snacks, die Eiweiß, gesunde Fette und Ballaststoffe enthalten, damit Sie zwischen den Mahlzeiten satt und zufrieden bleiben.

Diese Speisepläne bieten einen Rahmen für die Zubereitung nahrhafter und köstlicher Mahlzeiten, die das Diabetes-Management unterstützen und gleichzeitig viel Abwechslung und Geschmack bieten. Passen Sie Rezepte und Portionsgrößen an Ihre spezifischen Ernährungsbedürfnisse und Vorlieben an.

Batch-Kochen ist eine hervorragende Strategie, um Zeit zu sparen und sicherzustellen, dass Sie die ganze Woche über gesunde Mahlzeiten zur Verfügung haben. Hier finden Sie einige Tipps zum Batch-Kochen sowie Richtlinien zum Aufbewahren und Aufwärmen:

TIPPS ZUM CHARAKTERISCHEN KOCHEN:

1. Planen Sie Ihre Mahlzeiten: Entscheiden Sie, welche Mahlzeiten Sie in der Woche kochen möchten. Wählen Sie Rezepte, die sich gut einfrieren oder kühlen lassen und leicht wieder aufgewärmt werden können.

2. Wählen Sie Batch-freundliche Rezepte: Entscheiden Sie sich für Gerichte wie Suppen, Eintöpfe, Aufläufe, Getreide (wie Quinoa oder brauner Reis) und Proteine (Huhn, Tofu), die in großen Mengen zubereitet werden können.

3. Investieren Sie in hochwertige Behälter: Verwenden Sie luftdichte Behälter oder gefrierfeste Beutel zur Aufbewahrung von Fertiggerichten. Stellen Sie sicher, dass sie mikrowellengeeignet sind, wenn Sie sie in der Mikrowelle aufwärmen möchten.

4. Etikett und Datum: Beschriften Sie die Behälter deutlich mit Inhalt und Datum der Zubereitung, um die Frische im Auge zu behalten.

5. Verwenden Sie die richtigen Lagertechniken: Lassen Sie gekochte Lebensmittel vor dem Lagern vollständig abkühlen, um Kondensation und Bakterienwachstum zu verhindern. Teilen Sie große Mengen zur einfacheren Handhabung in kleinere Portionen auf.

6. Erwägen Sie das Einfrieren: Wenn Sie die zubereiteten Mahlzeiten nicht innerhalb weniger Tage verzehren, frieren Sie sie zur längeren Aufbewahrung in Einzelportionen ein.

LAGERUNGSRICHTLINIEN:

Aufbewahrung im Kühlschrank: Die meisten gekochten Mahlzeiten können bis zu 34 Tage im Kühlschrank aufbewahrt werden. Stellen Sie sicher, dass die Behälter fest verschlossen sind, um die Frische zu bewahren.

Lagerung im Gefrierschrank: Gekochte Mahlzeiten können bis zu 3 Monate lang eingefroren werden. Verwenden Sie gefriergeeignete Behälter oder Beutel und entfernen Sie so viel Luft wie möglich, um Gefrierbrand zu vermeiden.

RICHTLINIEN ZUM AUFWÄRMEN:

1. Mikrowelle: Gekühlte Mahlzeiten in mikrowellengeeignete Behälter umfüllen. Bei mittlerer Leistung unter gelegentlichem Rühren erneut erhitzen, bis alles durchgeheizt ist. Stellen Sie sicher, dass die Lebensmittel eine sichere Innentemperatur erreichen (165 °F oder 74 °C für Reste).

2. Ofen: Für größere Gerichte oder Mahlzeiten mit knuspriger Textur, wie Aufläufe oder gebratenes Gemüse, heizen Sie den Ofen auf 350 °F (175 °C) vor. Mit Folie abdecken, um ein Austrocknen zu verhindern, und erhitzen, bis es durchgewärmt ist.

3. Herdplatte: Erhitzen Sie Suppen, Eintöpfe und herzhafte Gerichte in einem Topf bei mittlerer Hitze und rühren Sie dabei gelegentlich um, um die Hitze gleichmäßig zu verteilen.

4. Auftauen von Tiefkühlgerichten: Tiefkühlgerichte über Nacht zum schrittweisen Auftauen in den Kühlschrank stellen. Alternativ können Sie die Auftaufunktion der Mikrowelle verwenden, um das Auftauen vor dem Aufwärmen zu beschleunigen.

ZUSÄTZLICHE TIPPS:

Frische hinzufügen: Erwägen Sie, nach dem Aufwärmen frische Zutaten oder Toppings hinzuzufügen, um Geschmack und Textur zu verbessern.

Portionskontrolle: Erwärmen Sie nur das, was Sie essen möchten, um die Portionsgrößen beizubehalten und Abfall zu minimieren.

Sicherheit: Befolgen Sie stets die Richtlinien zur Lebensmittelsicherheit, um lebensmittelbedingte Krankheiten zu verhindern. Entsorgen Sie alle Reste, die länger als 2 Stunden bei Raumtemperatur stehen gelassen wurden.

Wenn Sie diese Richtlinien zum Kochen, Aufbewahren und Aufwärmen in Chargen befolgen, können Sie die ganze Woche über nahrhafte Mahlzeiten effizient zubereiten und genießen und gleichzeitig die Zeit, die Sie in der Küche verbringen, minimieren. Passen Sie Rezepte und Techniken an Ihre Vorlieben und Ernährungsbedürfnisse an, um optimale Ergebnisse zu erzielen.

KAPITEL NEUN

TIPPS UND RESSOURCEN

TIPPS FÜR DIE MAHLZEITPLANUNG UND DAS BATCH-COOKEN:

1. Erstellen Sie einen wöchentlichen Zeitplan: Legen Sie jede Woche einen bestimmten Tag für die Essensplanung, den Lebensmitteleinkauf und das Batch-Kochen fest. Konsistenz hilft, eine Routine zu etablieren.

2. Halten Sie Rezepte einfach: Wählen Sie Rezepte mit minimalen Zutaten und Zubereitungsschritten, um das Kochen zu optimieren und die Zeit in der Küche zu reduzieren.

3. Doppelte Rezepte: Doppelte Rezepte beim Batch-Kochen, um die Effizienz zu maximieren. Frieren Sie Extras für zukünftige Mahlzeiten oder Reste ein.

4. Bereiten Sie die Zutaten im Voraus vor: Waschen, hacken und portionieren Sie Gemüse, Obst und Proteine im Voraus, um bei der Essenszubereitung Zeit zu sparen.

5. Verwenden Sie Multitasking-Geräte: Investieren Sie in Geräte wie Slow Cooker, Instant-Töpfe und Heißluftfritteusen, um selbständiges Kochen und eine schnellere Zubereitung von Mahlzeiten zu ermöglichen.

6. Rezepte wechseln: Bauen Sie Abwechslung in Ihren Speiseplan ein, um Langeweile vorzubeugen und für eine ausgewogene Ernährung zu sorgen.

Ressourcen für eine diabetesfreundliche Essensplanung:

1. American Diabetes Association (ADA): Bietet umfassende Ressourcen zum Diabetes-Management, einschließlich Tipps und Rezepten zur Essensplanung.
Website: [diabetes.org](https://www.diabetes.org)

2. EatRight (Akademie für Ernährung und Diätetik): Bietet evidenzbasierte Ernährungsinformationen und Anleitungen zur Essensplanung.
   Website: [eatright.org](https://www.eatright.org)

3. Diabetes Food Hub: Bietet diabetesfreundliche Rezepte, Speisepläne und Ernährungsberatung.
Website:[diabetesfoodhub.org](https://www.diabetesfoodhub.org)

4. Kochbücher: Suchen Sie nach Kochbüchern, die speziell auf das Diabetes-Management zugeschnitten sind, wie zum Beispiel „Das Diabetes-Kochbuch für Dummies" oder „Diabetes-Mahlzeitenplanung und Ernährung für Dummies".

5. Apps: Verwenden Sie Essensplanungs-Apps wie Mealime, Plan to Eat oder Paprika, um Rezepte zu organisieren, Einkaufslisten zu erstellen und Mahlzeiten effizient zu planen.

6. Community-Unterstützung: Treten Sie Online-Foren oder Selbsthilfegruppen für Personen mit Diabetes bei. Auf diesen Plattformen werden häufig Rezepte, Tipps zur Essensplanung und persönliche Erfahrungen ausgetauscht.

Zusätzliche Tipps für gesunde Ernährung:

Portionskontrolle: Verwenden Sie kleinere Teller und Utensilien, um die Portionsgrößen zu kontrollieren und übermäßiges Essen zu verhindern.

Flüssigkeitszufuhr: Trinken Sie den ganzen Tag über viel Wasser, um hydriert zu bleiben und die allgemeine Gesundheit zu unterstützen.

Körperliche Aktivität: Integrieren Sie regelmäßige körperliche Aktivität in Ihre Routine, um gesunde Ernährungsgewohnheiten zu ergänzen und den Blutzuckerspiegel zu kontrollieren.

Konsultieren Sie einen registrierten Ernährungsberater: Für eine persönliche Beratung wenden Sie sich bitte an einen registrierten Ernährungsberater oder Ernährungsberater, der auf die Behandlung von Diabetes spezialisiert ist.

Durch die Nutzung dieser Tipps und Ressourcen können Sie effektiv nahrhafte Mahlzeiten planen, zubereiten und genießen, die Ihre Gesundheitsziele unterstützen, einschließlich der Behandlung von Diabetes und der Aufrechterhaltung des allgemeinen Wohlbefindens.

VERWALTUNG DES BLUTZUCKERSPIEGELS

Die Kontrolle des Blutzuckerspiegels ist für Diabetiker von entscheidender Bedeutung, um Komplikationen vorzubeugen und die allgemeine Gesundheit zu erhalten. Hier sind einige Schlüsselstrategien:

Tipps zur Kontrolle des Blutzuckerspiegels:

1. Überwachen Sie den Blutzuckerspiegel regelmäßig: Überprüfen Sie den Blutzuckerspiegel gemäß den Empfehlungen Ihres Arztes. So können Sie nachverfolgen, wie sich Nahrung, Aktivität und Medikamente auf Ihren Blutzucker auswirken.

2. Ernähren Sie sich ausgewogen: Konzentrieren Sie sich auf Vollwertkost wie Gemüse, Obst, mageres Eiweiß, Vollkornprodukte und gesunde Fette. Vermeiden Sie zuckerhaltige Getränke und beschränken Sie den Verzehr raffinierter Kohlenhydrate.

3. Kohlenhydratkontrolle: Überwachen und balancieren Sie die Kohlenhydrataufnahme über den Tag verteilt. Wählen Sie komplexe Kohlenhydrate (z. B. Vollkorn), die einen geringeren Einfluss auf den Blutzucker haben.

4. Portionskontrolle: Kontrollieren Sie die Portionsgrößen, um übermäßiges Essen zu vermeiden, das zu einem Anstieg des Blutzuckerspiegels führen kann. Verwenden Sie kleinere Teller und messen Sie die Portionsgrößen ab.

5. Wählen Sie Lebensmittel mit niedrigem glykämischen Index: Wählen Sie Lebensmittel mit einem niedrigeren glykämischen Index (GI), um den Blutzuckerspiegel zu stabilisieren. Dazu gehören Vollkornprodukte, Hülsenfrüchte, nicht stärkehaltiges Gemüse und die meisten Früchte.

6. Nehmen Sie ballaststoffreiche Lebensmittel zu sich: Ballaststoffe verlangsamen die Aufnahme von Zucker und verbessern den Blutzuckerspiegel. Achten Sie auf ballaststoffreiche Lebensmittel wie Gemüse, Obst, Hülsenfrüchte und Vollkornprodukte.

7. Regelmäßige Essenszeit: Essen Sie Mahlzeiten und Snacks jeden Tag zu gleichbleibenden Zeiten, um den Blutzuckerspiegel zu regulieren. Vermeiden Sie es, Mahlzeiten auszulassen, da dies zu Schwankungen führen kann.

8. Bleiben Sie hydriert: Trinken Sie den ganzen Tag über viel Wasser. Dehydrierung kann den Blutzuckerspiegel und die allgemeine Gesundheit beeinträchtigen.

9. Körperliche Aktivität: Integrieren Sie regelmäßige Bewegung in Ihre Routine. Körperliche Aktivität senkt den Blutzuckerspiegel und verbessert die Insulinsensitivität.

10. Stress bewältigen: Chronischer Stress kann den Blutzuckerspiegel beeinflussen. Üben Sie Stressbewältigungstechniken wie tiefes Atmen, Meditation oder Yoga.

11. Medikamenteneinhaltung: Nehmen Sie die von Ihrem Arzt verschriebenen Medikamente oder Insulin ein. Befolgen Sie deren Anweisungen bezüglich Dosierung und Zeitpunkt.

12. Konsultieren Sie Ihr Gesundheitsteam: Arbeiten Sie eng mit Ihrem Gesundheitsdienstleister, einschließlich eines registrierten Ernährungsberaters oder Diabetesberaters, zusammen, um einen personalisierten Plan für die Behandlung Ihres Diabetes zu entwickeln.

WEITERE ÜBERLEGUNGEN:

Blutzuckerüberwachung: Verstehen Sie Ihre Zielblutzuckerbereiche und wie Sie Ihre Messwerte interpretieren. Melden Sie ungewöhnliche Muster Ihrem Arzt.

Individualisierter Ansatz: Das Diabetesmanagement ist stark individualisiert. Was für eine Person funktioniert, funktioniert möglicherweise nicht für eine andere Person. Experimentieren Sie mit verschiedenen Strategien und passen Sie sie an die Reaktion Ihres Körpers an.

Lebensgewohnheiten: Konsequente gesunde Ernährung, regelmäßige Bewegung und Stressbewältigung tragen zur langfristigen Blutzuckerkontrolle und zum allgemeinen Wohlbefinden bei.

Indem Sie diese Strategien anwenden und eine regelmäßige Kommunikation mit Ihrem Gesundheitsteam pflegen, können Sie den Blutzuckerspiegel effektiv steuern und das Risiko diabetesbedingter Komplikationen verringern. Wenden Sie sich immer an medizinisches Fachpersonal, um individuelle Beratung und Anleitung zu erhalten.

LEBENSMITTELETIKETTEN VERSTEHEN

Das Verständnis der Lebensmitteletiketten ist wichtig, um fundierte Entscheidungen über Ihre Ernährung treffen zu können, insbesondere bei der Behandlung von Erkrankungen wie Diabetes. Hier ist eine Anleitung, die dabei hilft, Lebensmitteletiketten effektiv zu entziffern:

Hauptbestandteile von Lebensmitteletiketten:

1. Portionsgröße: Dies gibt die Menge an Lebensmitteln an, die für eine einzelne Portion gilt. Alle Nährwertangaben auf dem Etikett basieren auf dieser Portionsgröße.

2. Kalorien: Die Gesamtzahl der Kalorien pro Portion. Dies hilft Ihnen, Ihre Kalorienaufnahme über den Tag verteilt zu verwalten.

3. Nährstoffe: Gesamtfett: Enthält gesättigte Fettsäuren und Transfette. Begrenzen Sie die Aufnahme von gesättigten Fettsäuren und Transfetten, um die Herzgesundheit zu erhalten.

Cholesterin: Streben Sie eine geringere Cholesterinaufnahme an, um die Herzgesundheit zu verbessern.

Natrium: Überwachen Sie die Natriumaufnahme, insbesondere wenn Sie hohen Blutdruck oder andere gesundheitliche Probleme haben.

Gesamtkohlenhydrate: Enthält Ballaststoffe und Zucker. Achten Sie auf die Menge des zugesetzten Zuckers.

Protein: Wichtig für den Muskelerhalt und die Muskelreparatur.

Vitamine und Mineralien: Einige Etiketten geben Prozentsätze der Tageswerte (DV) für Vitamine und Mineralien basierend auf einer 2.000-Kalorien-Diät an.

TIPPS ZUM LESEN VON LEBENSMITTELETIKETTEN:

1. Überprüfen Sie die Portionsgröße: Vergleichen Sie die Portionsgröße auf dem Etikett mit der Menge, die Sie tatsächlich konsumieren. Passen Sie die Nährwerte entsprechend an.

2. Konzentrieren Sie sich auf wichtige Nährstoffe: Achten Sie auf Gesamtfett, gesättigte Fettsäuren, Transfette, Natrium, Gesamtkohlenhydrate, Ballaststoffe und Zucker. Streben Sie nach geringeren Mengen an gesättigten Fettsäuren, Transfetten, Natrium und zugesetztem Zucker.

3. Wählen Sie ballaststoffreiche Lebensmittel: Achten Sie auf ballaststoffreiche Lebensmittel, die dabei helfen können, den Blutzuckerspiegel zu regulieren und die Verdauung zu verbessern.

4. Begrenzen Sie zugesetzten Zucker: Achten Sie auf zugesetzten Zucker in verarbeiteten Lebensmitteln, Getränken und Snacks. Entscheiden Sie sich für Produkte mit wenig oder keinem Zuckerzusatz.

5. Zutatenlisten verstehen: Die Zutaten werden nach Gewicht aufgelistet, wobei die am häufigsten vorkommende Zutat zuerst aufgeführt wird. Seien Sie vorsichtig bei Produkten mit langen Listen an Zusatz- und Konservierungsstoffen.

6. Verwenden Sie prozentuale Tageswerte (%DV): %DV hilft Ihnen zu verstehen, wie die Nährstoffe in einer Portion Nahrung zu Ihrer täglichen Ernährung beitragen, basierend auf einer 2.000-Kalorien-Diät. Beispielsweise gelten 5 % DV oder weniger als niedrig, während 20 % DV oder mehr als hoch gelten.

7. Achten Sie auf gesundheitsbezogene Angaben:
- Lebensmitteletiketten können gesundheitsbezogene Angaben wie „ballaststoffreich" oder „zuckerfrei" enthalten. Diese Angaben können Ihnen bei der Auswahl helfen, überprüfen Sie sie jedoch immer, indem Sie den tatsächlichen Nährwert überprüfen.

WEITERE ÜBERLEGUNGEN:

Individuelle Bedürfnisse: Passen Sie Ihre Lebensmittelauswahl an Ihre individuellen Gesundheitsbedürfnisse an, z. B. an die Behandlung von Diabetes, Allergien oder anderen Gesundheitszuständen.

Vollwertkost: Wenn möglich, wählen Sie vollwertige, unverarbeitete Lebensmittel, die von Natur aus wenig Natrium, zugesetzten Zucker und ungesunde Fette enthalten.

Konsultieren Sie einen Ernährungsberater: Wenn Sie spezielle Ernährungsprobleme oder Gesundheitsprobleme haben, lassen Sie sich von einem registrierten Ernährungsberater oder medizinischen Fachpersonal individuell beraten.

Wenn Sie die Etiketten von Lebensmitteln verstehen, können Sie fundierte Entscheidungen treffen, die Ihre Gesundheitsziele unterstützen, einschließlich einer effektiven Kontrolle des Blutzuckerspiegels. Die regelmäßige Überprüfung der Lebensmitteletiketten kann Ihnen dabei helfen, eine ausgewogene Ernährung beizubehalten und bei Bedarf Anpassungen für eine optimale Gesundheit vorzunehmen.

DIABETESFREUNDLICHE KOCHERSATZSTOFFE

Beim Kochen zur Behandlung von Diabetes kann ein durchdachter Austausch von Zutaten dazu beitragen, zugesetzten Zucker, ungesunde Fette und übermäßige Kohlenhydrate zu reduzieren und gleichzeitig Geschmack und Textur zu bewahren. Hier sind einige diabetesfreundliche Kochersatzprodukte, die Sie in Betracht ziehen sollten:

ZUCKERSATZSTOFFE:

1. Stevia: Ein natürlicher Süßstoff aus der Steviapflanze, der keine Kalorien hat und den Blutzuckerspiegel nicht beeinflusst.

2. Monk Fruit Sweetener: Ein weiterer natürlicher Süßstoff ohne Kalorien und einem niedrigen glykämischen Index.

3. Erythrit: Ein Zuckeralkohol, der für Süße sorgt, ohne den Blutzuckerspiegel zu beeinflussen oder in moderaten Mengen Verdauungsprobleme zu verursachen.

4. Apfelmus: Verwenden Sie ungesüßtes Apfelmus, um Backrezepten Süße und Feuchtigkeit zu verleihen und so den Bedarf an zugesetztem Zucker zu reduzieren.

5. Zerdrückte Bananen: Reife zerdrückte Bananen können den Zucker in Rezepten teilweise oder vollständig ersetzen und gleichzeitig natürliche Süße hinzufügen.

MEHLERSATZSTOFFE:

1. Mandelmehl: Eine kohlenhydratarme, glutenfreie Alternative zu Weizenmehl, die Backwaren einen nussigen Geschmack und eine feuchte Textur verleiht.

2. Kokosmehl: Kokosmehl ist reich an Ballaststoffen und kohlenhydratarm. Es nimmt mehr Flüssigkeit auf als Weizenmehl und verleiht ihm einen leichten Kokosgeschmack.

3. Hafermehl: Gemahlener Hafer ist eine nahrhafte, glutenfreie Option mit einem milden, leicht süßlichen Geschmack, der sich zum Backen eignet.

FETTERSATZSTOFFE:

1. Avocado: Verwenden Sie zerdrückte Avocado als Ersatz für Butter oder Öl in Rezepten für Backwaren, Dressings oder Aufstriche.

2. Griechischer Joghurt: Ersetzen Sie einen Teil oder die gesamte Butter oder das Öl in Rezepten durch griechischen Joghurt, um den Fettgehalt zu reduzieren und gleichzeitig Feuchtigkeit und Protein hinzuzufügen.

3. Apfelmus: Beim Backen kann Apfelmus Öl oder Butter ersetzen, um den Fettgehalt zu reduzieren und gleichzeitig natürliche Süße und Feuchtigkeit hinzuzufügen.

SALZERSATZSTOFFE:

1. Kräuter und Gewürze: Verwenden Sie Kräuter, Gewürze und Zitrusschale, um den Geschmack zu verbessern, ohne Natrium hinzuzufügen. Experimentieren Sie mit Kombinationen wie Knoblauchpulver, Paprika, Kreuzkümmel oder Zitronensaft.

2. Essig: Balsamico-Essig, Apfelessig oder aromatisierte Essige können Gerichten ohne zusätzliches Salz einen würzigen Geschmack verleihen.

Milchersatz:

1. Ungesüßte Mandelmilch oder Kokosmilch: Als milchfreie Alternative in Rezepten verwenden, die Milch oder Sahne erfordern.

2. Einfacher griechischer Joghurt: Ersetzen Sie saure Sahne oder Mayonnaise in Rezepten, um den Gehalt an gesättigten Fettsäuren zu reduzieren und gleichzeitig Protein hinzuzufügen.

FASERREICHE ERSATZSTOFFE:

1. Vollkornprodukte: Wählen Sie Vollkornprodukte wie Quinoa, braunen Reis oder Gerste anstelle von raffiniertem Getreide wie weißem Reis oder Nudeln für zusätzliche Ballaststoffe.

2. Hülsenfrüchte: Integrieren Sie Bohnen, Linsen oder Kichererbsen in Suppen, Eintöpfe, Salate oder als Fleischersatz, um den Ballaststoffgehalt zu erhöhen und den glykämischen Einfluss zu verringern.

TIPPS ZUR VERWENDUNG VON ERSATZSTOFFEN:

Experimentieren Sie: Testen Sie Substitutionen in kleinen Mengen, um sicherzustellen, dass die Textur und der Geschmack Ihrer Gerichte Ihren Erwartungen entsprechen.

Rezepte anpassen: Ändern Sie Rezepte schrittweise und ersetzen Sie jeweils eine Zutat, um zu verstehen, wie sich jede Änderung auf das endgültige Gericht auswirkt.

Etiketten lesen: Achten Sie beim Kauf verpackter Ersatzstoffe wie Zuckeralternativen oder glutenfreiem Mehl auf den Etiketten auf zugesetzten Zucker und versteckte Zutaten.

Konsultieren Sie einen Ernährungsberater: Für individuelle Beratung zum Ersatz von Zutaten und zur Essensplanung, die auf Ihre spezifischen Ernährungsbedürfnisse und Gesundheitsziele zugeschnitten ist.

Indem Sie diese diabetesfreundlichen Kochersatzprodukte in Ihre Rezepte integrieren, können Sie schmackhafte Gerichte kreieren, die die Blutzuckerkontrolle und die allgemeine Gesundheit unterstützen, ohne Kompromisse beim Geschmack oder Genuss einzugehen.

Ressourcen für weiterführende Lektüre

WEBSITES UND ORGANISATIONEN:

1. American Diabetes Association (ADA)
Bietet umfassende Informationen zum Diabetesmanagement, zur Essensplanung, zu Rezepten und Lifestyle-Tipps.
Website: [diabetes.org](https://www.diabetes.org)

2. Centers for Disease Control and Prevention (CDC) Diabetes Bietet Ressourcen zu Diabetesprävention, -management und gesundem Leben.
Website:[cdc.gov/diabetes](https://www.cdc.gov/diabetes/index.html)

3. Mayo Clinic Diabetes
Vertrauenswürdige medizinische Informationen und Ressourcen zu Diabetessymptomen, Ursachen, Diagnose, Behandlung und Lebensstilmanagement.
Website:[mayoclinic.org/diseasesconditions/diabetes](https://www.mayoclinic.org/diseasesconditions/diabetes)

4. National Institute of Diabetes and Digestive and Kidney Diseases (NIDDK) Bietet forschungsbasierte Informationen zu Diabetes, einschließlich Behandlungsoptionen, klinischen Studien und Gesundheitsstatistiken.
Website:[niddk.nih.gov/healthinformation/diabetes](https://www.niddk.nih.gov/healthinformation/diabetes)

BÜCHER:

1. „Der Diabetes-Code: Typ-2-Diabetes auf natürliche Weise verhindern und rückgängig machen" von Jason Fung Bietet Einblicke in die Behandlung und Vorbeugung von Typ-2-Diabetes durch Änderungen des Lebensstils, einschließlich Ernährung und intermittierendes Fasten.

2. „Das komplette Diabetes-Kochbuch: Die gesunde Art, die Lebensmittel zu essen, die Sie lieben" von America's Test Kitchen. Enthält diabetesfreundliche Rezepte, Speisepläne und Nährwertinformationen zur Unterstützung einer gesunden Ernährung.

3. „Diabetes Meal Planning and Nutrition For Dummies" von Toby Smithson und Alan L. Rubin. Bietet praktische Ratschläge zur Essensplanung, zum Kohlenhydratzählen und zum Umgang mit Diabetes durch Ernährung.

APPS:

1. MyFitnessPal
   - Verfolgen Sie die Nahrungsaufnahme, trainieren Sie und überwachen Sie die Nährwerte, einschließlich Kohlenhydrate, Fette und Proteine.

2. Glucose Buddy
   - Hilft, Blutzuckerspiegel, Medikamente, Mahlzeiten und körperliche Aktivität zu verfolgen, mit Erinnerungen und Analysen.

3. Fooducate
   - Scannen Sie Barcodes, um Nährwertinformationen, personalisierte Empfehlungen und eine gesündere Lebensmittelauswahl zu erhalten.

ONLINE-COMMUNITIES UND SUPPORT-GRUPPEN:

1. IhrDiabetes
Eine Community für Menschen mit Diabetes zum Austausch von Erfahrungen, Unterstützung und Ressourcen.
Website:[tudiabetes.org](https://forum.tudiabetes.org)

2. Diabetes täglich
Bietet Foren, Artikel, Rezepte und Ressourcen für Menschen mit Diabetes.
Website:[diabetesdaily.com](https://www.diabetesdaily.com)

PROFESSIONELLE UNTERSTÜTZUNG:

Registered Dietitian Nutritionists (RDNs): Wenden Sie sich an einen auf Diabetes-Management spezialisierten Ernährungsberater, um eine individuelle Beratung zur Essensplanung, Ernährung und Änderung des Lebensstils zu erhalten.

Endokrinologen und Diabetespädagogen: Auf die Behandlung von Diabetes spezialisierte Mediziner können individuelle Behandlungspläne und Unterstützung anbieten.

Diese Ressourcen bieten eine Fülle von Informationen, die Ihnen helfen, Diabetes zu verstehen, Ihre Erkrankung effektiv zu behandeln und fundierte Entscheidungen über Ihre Gesundheit und Ernährung zu treffen. Wenden Sie sich immer an medizinisches Fachpersonal, um eine persönliche Beratung und Anleitung zu erhalten, die auf Ihre spezifischen Bedürfnisse und Umstände zugeschnitten ist.

ABSCHLUSS

Zusammenfassend lässt sich sagen, dass es sowohl ermutigend als auch lohnend sein kann, sich auf den Weg zu machen, Diabetes durch eine gesunde Ernährung und eine gesunde Lebensweise in den Griff zu bekommen. Indem Sie die Auswirkungen verschiedener Lebensmittel auf den Blutzuckerspiegel verstehen und fundierte Entscheidungen treffen, können Sie proaktive Schritte zu einer besseren Gesundheit unternehmen. Denken Sie daran, dass kleine Änderungen in Ihrer Ernährung und Ihrem Tagesablauf zu erheblichen Verbesserungen bei der Behandlung von Diabetes und Ihrem allgemeinen Wohlbefinden führen können.

Mit diesem Kochbuch haben Sie eine Vielzahl diabetesfreundlicher Rezepte kennengelernt und mehr über wichtige Nährstoffe, Ersatzstoffe und auf Senioren zugeschnittene Strategien zur Essensplanung gelernt. Jedes Rezept und jeder Tipp soll nicht nur die Blutzuckerkontrolle unterstützen, sondern auch Ihren Genuss köstlicher und nahrhafter Mahlzeiten steigern.

Denken Sie auf diesem Weg daran, neugierig und positiv zu bleiben und mit medizinischen Fachkräften und Unterstützungsnetzwerken in Kontakt zu bleiben. Ihr Engagement für einen gesunden Lebensstil ist ein wirksames Instrument, um Diabetes effektiv zu bewältigen und das Leben in vollen Zügen zu genießen.

Mögen Sie mit diesen Rezepten und Erkenntnissen Freude am Kochen, Nährstoffe in jeder Mahlzeit und das Selbstvertrauen für einen lebendigen, diabetesfreundlichen Lebensstil finden. Auf Ihre Gesundheit und Ihr Glück!

Ermutigung und abschließende Gedanken

Absolut! Der Umgang mit Diabetes oder anderen gesundheitlichen Problemen kann eine Herausforderung darstellen, aber mit Engagement und Wissen können Sie ein gesundes und erfülltes Leben führen. Hier sind einige ermutigende Worte und abschließende Gedanken:

WORTE DER AUFMUNTERUNG:

1. Sie sind nicht allein: Millionen von Menschen auf der ganzen Welt bewältigen ihren Diabetes jeden Tag erfolgreich. Wenden Sie sich an Selbsthilfegruppen oder Online-Communities, um mit anderen in Kontakt zu treten, die Ihre Reise verstehen.

2. Kleine Schritte zählen: Eine schrittweise Änderung Ihrer Ernährung und Ihres Lebensstils kann im Laufe der Zeit erhebliche Auswirkungen auf Ihre Gesundheit haben. Feiern Sie jeden Erfolg, egal wie klein er ist.

3. Wissen ist Macht: Informieren Sie sich über Diabetesmanagement, Ernährung und gesundes Kochen. Wenn Sie verstehen, wie sich verschiedene Lebensmittel auf Ihren Blutzucker auswirken, können Sie fundierte Entscheidungen treffen.

4. Konzentrieren Sie sich auf Fortschritt, nicht auf Perfektion: Bei der Behandlung von Diabetes kommt es auf Beständigkeit und Ausgeglichenheit an. Seien Sie nicht zu streng mit sich selbst, wenn die Dinge nicht immer wie geplant verlaufen. Lernen Sie aus Rückschlägen und gehen Sie weiter voran.

5. Bleiben Sie positiv: Eine positive Einstellung kann bei der Behandlung von Diabetes einen Unterschied machen. Umgeben Sie sich mit unterstützenden Menschen und üben Sie Dankbarkeit für die Aspekte des Lebens, die Ihnen Freude bereiten.

ABSCHLIESSENDE GEDANKEN:

Personalisieren Sie Ihren Ansatz: Die Diabetes-Reise eines jeden Menschen ist einzigartig. Arbeiten Sie mit medizinischem Fachpersonal zusammen, um einen personalisierten Plan zu entwickeln, der zu Ihrem Lebensstil und Ihren Gesundheitszielen passt.

Übernehmen Sie die Kontrolle: Sie haben die Möglichkeit, Ihre Gesundheit durch Ernährung, Bewegung, Medikamenteneinhaltung und Stressbewältigung positiv zu beeinflussen. Beständigkeit und Ausdauer sind der Schlüssel.

Suchen Sie Unterstützung: Zögern Sie nicht, Ihr Gesundheitsteam, Ihre Freunde und Ihre Familie um Unterstützung zu bitten. Sie können auf dem Weg dorthin Ermutigung, Rat und praktische Unterstützung bieten.

Feiern Sie Ihre Erfolge: Egal, ob Sie ein Blutzuckerziel erreichen, ein neues Rezept ausprobieren oder eine gesündere Gewohnheit annehmen, feiern Sie Ihre Erfolge, um motiviert und inspiriert zu bleiben.

Denken Sie daran, dass die Behandlung von Diabetes eine Reise ist, die Engagement und kontinuierliches Lernen erfordert. Indem Sie fundierte Entscheidungen treffen, Unterstützung suchen und proaktiv bleiben, können Sie Ihre Erkrankung effektiv bewältigen und ein erfülltes, gesundes Leben führen. Gehen Sie mit Selbstvertrauen und Belastbarkeit weiter voran – Sie haben es geschafft!

GLOSSAR DER BEGRIFFE:

1. Blutzucker: Die Hauptzuckerart im Blut. Es stammt aus der Nahrung, die wir zu uns nehmen, und ist die Hauptenergiequelle des Körpers.

2. Kohlenhydrate: Nährstoffe, die bei der Verdauung in Glukose (Zucker) zerfallen und den größten Einfluss auf den Blutzuckerspiegel haben. Dazu gehören Zucker, Stärke und Ballaststoffe.

3. Insulin: Ein von der Bauchspeicheldrüse produziertes Hormon, das bei der Regulierung des Blutzuckerspiegels hilft, indem es die Aufnahme von Glukose in die Zellen zur Energiegewinnung oder Speicherung erleichtert.

4. Glykämischer Index (GI): Ein Rankingsystem, das kohlenhydrathaltige Lebensmittel anhand ihrer Wirkung auf den Blutzuckerspiegel klassifiziert. Lebensmittel mit einem hohen GI erhöhen den Blutzucker stärker als Lebensmittel mit einem niedrigen GI.

5. Glykämische Last: Berücksichtigt sowohl den GI eines Lebensmittels als auch die Kohlenhydratmenge in einer Portion und liefert so ein genaueres Bild seiner Auswirkung auf den Blutzuckerspiegel.

6. Hämoglobin A1c (HbA1c): Ein Bluttest, der den durchschnittlichen Blutzuckerspiegel der letzten 23 Monate misst. Es wird zur Beurteilung der langfristigen Blutzuckerkontrolle bei Diabetikern eingesetzt.

7. Diabetes mellitus: Eine Gruppe von Stoffwechselstörungen, die durch einen über einen längeren Zeitraum hohen Blutzuckerspiegel gekennzeichnet sind, der auf Störungen der Insulinsekretion, der Insulinwirkung oder beidem zurückzuführen ist.

8. Typ-1-Diabetes: Eine Autoimmunerkrankung, bei der das Immunsystem die insulinproduzierenden Betazellen in der Bauchspeicheldrüse angreift. Menschen mit Typ-1-Diabetes benötigen zum Überleben eine Insulintherapie.

9. Typ-2-Diabetes: Eine Stoffwechselstörung, die durch Insulinresistenz und relativen Insulinmangel gekennzeichnet ist. Die Behandlung erfolgt häufig durch eine Änderung des Lebensstils, orale Medikamente und/oder eine Insulintherapie.

10. Prädiabetes: Eine Erkrankung, bei der der Blutzuckerspiegel über dem Normalwert liegt, aber nicht hoch genug, um als Typ-2-Diabetes diagnostiziert zu werden. Es erhöht das Risiko, an Diabetes und Herzerkrankungen zu erkranken.

11. Ballaststoffe: Der unverdauliche Teil pflanzlicher Lebensmittel, der die Verdauung fördert, zur Regulierung des Blutzuckerspiegels beiträgt und die Herzgesundheit unterstützt.

12. Gesättigte Fette: Fette, die hauptsächlich in tierischen Produkten und einigen tropischen Ölen enthalten sind und den LDL-Cholesterinspiegel (schlechtes Cholesterin) erhöhen und das Risiko von Herzerkrankungen erhöhen können.

13. Transfette: Künstlich hergestellte Fette, die den LDL-Cholesterinspiegel erhöhen und den HDL-Cholesterinspiegel (gutes Cholesterin) senken und so das Risiko für Herzerkrankungen erhöhen. Sie sollten vermieden werden.

14. Magere Proteine: Proteinquellen, die wenig gesättigte Fette enthalten, wie z. B. Geflügel ohne Haut, Fisch, Bohnen und Hülsenfrüchte.

15. Portionskontrolle: Kontrolle der auf einmal verzehrten Nahrungsmenge, um die Kalorienaufnahme und den Blutzuckerspiegel zu regulieren.

16. Essensplanung: Der Prozess der Organisation von Mahlzeiten und Snacks, um den Nährstoffbedarf zu decken, den Blutzuckerspiegel zu kontrollieren und Gesundheitsziele zu erreichen.

17. DASH-Diät: Ernährungsansätze gegen Bluthochdruck, eine Diät, die reich an Obst, Gemüse, Vollkornprodukten und mageren Proteinen ist und den Blutdruck senken und die allgemeine Gesundheit verbessern soll.

18. Vollkorn: Körner, die den gesamten Getreidekern enthalten, einschließlich Kleie, Keimen und Endosperm. Sie liefern Ballaststoffe, Vitamine, Mineralien und Antioxidantien.

19. Superfoods: Nährstoffreiche Lebensmittel mit hohen Konzentrationen an Vitaminen, Mineralien, Antioxidantien und anderen nützlichen Verbindungen, von denen angenommen wird, dass sie Gesundheit und Wohlbefinden fördern.

20. Antioxidantien: Verbindungen in Lebensmitteln, die schädliche Moleküle, sogenannte freie Radikale, neutralisieren und möglicherweise das Risiko chronischer Krankheiten wie Diabetes und Herzerkrankungen verringern.

INDEX

DIABETES GESUNDES KOCHBUCH FÜR SENIOREN

Tipps zur Kontrolle des Blutzuckerspiegels

IN
  Gemüsesticks mit Hummus

IN
  Warme Komfortgetränke
  Beispiele für wöchentliche Speisepläne

UND
  Joghurt-Beeren-Smoothie